# 防治糖尿病的降糖食疗方

主编　郭　力　郭俊杰

编　者（按姓氏笔画排序）：

马小平　王　开　田　野　李　丽
李　萌　张　彤　张大林　胡　伟
黄一卓

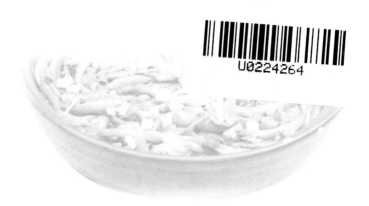

中国协和医科大学出版社

图书在版编目（CIP）数据

防治糖尿病的降糖食疗方／郭力，郭俊杰主编. —北京：中国协和医科大学出版社，2017.9

ISBN 978-7-5679-0884-0

Ⅰ. ①防… Ⅱ. ①郭… ②郭… Ⅲ. ①糖尿病-食物疗法-食谱 Ⅳ. ①R247.1 ②TS972.161

中国版本图书馆 CIP 数据核字（2017）第 222952 号

**常见慢性病防治食疗方系列丛书**
## 防治糖尿病的降糖食疗方

主　　编：郭　力　郭俊杰
策划编辑：吴桂梅
责任编辑：林　娜

出版发行：**中国协和医科大学出版社**
　　　　　（北京东单三条九号　邮编 100730　电话 65260431）
网　　址：www.pumcp.com
经　　销：新华书店总店北京发行所
印　　刷：中煤（北京）印务有限公司

开　　本：710×1000　　1/16 开
印　　张：11.75
字　　数：190 千字
版　　次：2017 年 9 月第 1 版
印　　次：2017 年 9 月第 1 次印刷
定　　价：38.00 元

ISBN 978-7-5679-0884-0

# 前　言

现今，全球的糖尿病发病人数正在以惊人的速度增长，而目前对于糖尿病尚无可以根治的方法。但是，糖尿病与生活方式有着重要的关系，饮食习惯的好坏起着至关重要的作用。因此，我们可以通过饮食疗法防治或延缓糖尿病并发症的发生。

中医讲"药食同源"，就是人们常说的"药补不如食补，药疗不如食疗"，这是中华五千年文明史的经验总结。因此，人们一直在探索如何选择、搭配、烹调，并根据自己的身体状况科学调理，既吃得美味可口，又吃得营养均衡，既可使摄入的营养成分有利于防病健体，又可美容助颜，延缓衰老，这就是现代营养学的科学饮食调养方法。然而，食疗方法大多数由医生所掌握，寻常百姓对各种疾病的食疗知识了解并不多。因此，尽快普及营养科学知识，及时指导人们建立健康、文明、科学的生活方式是当务之急，本书就是为此而编写的。

本书详细地介绍了糖尿病的基础知识和患者的饮食原则，科学系统地介绍了糖尿病患者适宜食用的主食、粥羹、菜肴、汤肴以及药茶方等食谱。对每一道食谱的原料、制作、用法、功效都进行了详细地阐述，并配有精美的图片，直观、实用。

本书融知识性、实用性、科学性和趣味性为一体，为糖尿病的防治提供了行之有效的思维方法和食疗防治知识。

本书作为家庭常备书籍，适用于所有关注自身健康的人群阅读参考。

由于编者水平有限，书中难免存在疏漏或未尽之处，恳请广大读者批评指正。

编　者
2017 年 1 月

# 目　　录

# 第一章 糖尿病的基础知识

## 第一节 糖尿病的概念

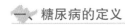 **糖尿病的定义**

现代医学认为，糖尿病是由于胰腺产生和释放的胰岛素绝对或相对不足，或者是胰腺本身出现问题或其他原因引起糖、脂肪、蛋白质、水及电解质代谢紊乱的一种综合征。主要表现为易饥、多食、多饮、多尿伴体重下降，实验室检查血糖值升高并出现尿糖。实际上并不是糖尿病患者的尿中都有糖，尿中有糖也不一定都是糖尿病，关键是血糖值是否升高到一定水平。

糖尿病是一种严重的代谢性疾病，若长时间得不到治疗或控制，就会造成肾、眼、神经、心脏和血管等组织、器官病变，进一步发展，便会导致失明、肾衰竭、下肢坏疽、中风（脑卒中）或心肌梗死，最终危及生命。糖尿病患者的死亡率很高，和心脑血管疾病及癌症并称为危害人类健康的三大杀手。

中医将糖尿病归属为"消渴病"的范畴。其病因与先天禀赋不足、饮食失节、情志失调、肾精亏损等因素有关。阴虚燥热为其主要病机，主要涉及肺、脾、肾三脏，代谢紊乱是消渴病的物质基础。

糖尿病是一个复杂的、非传染性、慢性疾病，如何治疗及控制血糖是一个长期、持久的任务。多数糖尿病患者对糖尿病的知识了解得不多，导致糖尿病的控制长期处于非常不理想的状态，久而久之，导致了多种严重的慢性并发症的发生。尽管引发糖尿病的原因至今仍然不是非常清楚，也无法根治，但是，医学界一致认为，糖尿病是可以防治的，饮食调养是最主要、最基础的方法。若再加上适当的体育锻炼、合理的用药、及时的自我检测及一定的心理调养，我们在应对糖尿病方面，完全可以取得满意的效果。

**糖尿病的主要类型**

1. **糖尿病的现代医学分型** 1997 年，美国糖尿病学会专家委员会提出了糖尿病的病因分型方案，将糖尿病分为 1 型糖尿病、2 型糖尿病、其他特殊类型糖尿病及妊娠糖尿病。

（1）1 型糖尿病：1 型糖尿病又称为胰岛素依赖型糖尿病（IDDM），是因胰岛素的绝对缺乏而导致的。1 型糖尿病可发生在任何年龄，但多见于青少年，也有少部分成人患病。

1 型糖尿病主要是遗传以及环境因素所致。研究发现，遗传因素赋予个体的仅是

1 型糖尿病的易患性，它还受环境因素的影响，只有二者共同作用，个体才能发生糖尿病。环境因素涉及面比较广，有物理性因素及化学性因素，其中主要有病毒感染、营养食品以及化学食品等。这些因素可以直接或间接破坏胰岛 B 细胞，导致胰岛素分泌缺乏。

1 型糖尿病多数患者起病急，"三多一少"症状较为明显，体型消瘦，具有容易发生酮症酸中毒的倾向。如果确诊为 1 型糖尿病，就必须每日注射胰岛素进行治疗。

目前的医疗水平无法治愈 1 型糖尿病，患者必须长期注射胰岛素。1 型糖尿病发病后会在短时间内急剧恶化，甚至会出现糖尿病性昏迷的危险，所以必须要引起足够的重视。

（2）2 型糖尿病：2 型糖尿病又称为非胰岛素依赖型糖尿病（NIDDM），它包括胰岛素抵抗与胰岛功能损伤两个方面。

"胰岛素抵抗"为人体的肝脏、肌肉以及脂肪等组织细胞抵抗胰岛素的作用，使胰岛素不能正常发挥作用，转送血糖的能力降低，不能顺利地将葡萄糖通道打开，血糖不能进入细胞中。另外，胰岛素对肝脏葡萄糖的输出具有调控作用，当有胰岛素抵抗时，胰岛素就不能有效地抑制肝脏葡萄糖的输出。胰岛素抵抗的特点就是人体对胰岛素的需要异常升高。若长期存在胰岛素抵抗，胰岛储备功能就会全部耗竭，由胰岛 B 细胞分泌的胰岛素也就不能够满足人体对胰岛素的无限需求，出现"胰岛素相对缺乏"，血糖也就随之升高。

"胰岛功能损伤"为一个逐渐加重的过程，也就是说，胰岛 B 细胞分泌胰岛素的能力是逐渐下降的，所以，2 型糖尿病患者发病比较缓慢。随着病情的加重，胰腺的 B 细胞进一步严重受损，分泌的胰岛素不能满足人体各种状态下的需要，人体所需的胰岛素就会严重缺乏。这个时候，如若得不到及时补充，会危及生命。

2 型糖尿病占糖尿病患者群的比例最大，危害也最大。发病最为隐秘，通常可以发生于任何年龄，但一般在 40 岁以上多见，而且大多 55 岁以后发病。因此，大多数患者在相当长的时间内并不知道自己已经得病。2 型糖尿病的特点：起病缓慢，临床症状较轻或没有任何症状，体型肥胖，有的患者只觉得不明原因的疲倦或不适感，不一定有"三多一少"的症状。

2 型糖尿病患者占糖尿病患者总人数的 90%以上。治疗方法包括饮食控制、运动及药物治疗等。早期饮食控制、口服药物有效，但是随着胰岛 B 细胞功能的衰竭，到疾病的晚期，部分患者仍然需要采用胰岛素治疗。

（3）特殊类型糖尿病：特殊类型糖尿病是指由于已知的原发病所致的慢性高血糖状态。糖尿病是这些原发疾病的一种并发症，主要包括胰腺疾病或胰腺切除引起的胰源性糖尿病、内分泌性糖尿病、药物及化学性糖尿病、胰岛素或胰岛素受体异常遗传综合征等所引起的糖尿病。一些疾病如甲状腺疾病、肾上腺疾病都易并发糖尿病。进行激素治疗的一些药物，如肾上腺糖皮质激素、利尿剂、口服避孕药等也会引发糖耐量异常，发生糖尿病。

（4）妊娠糖尿病：1979 年，世界卫生组织（WHO）将妊娠糖尿病列为糖尿病的一个独立类型。妊娠糖尿病分两种：①妊娠前已患有糖尿病，称糖尿病合并妊娠；②妊娠前糖代谢正常或有潜在糖耐量减退，妊娠期才出现糖尿病，又称为妊娠期糖尿病（GDM）。糖尿病孕妇中 GDM>80%，糖尿病合并妊娠者<20%。GDM 患者糖代谢多数于产后能恢复正常，但将来患 2 型糖尿病机会增加。糖尿病孕妇的临床经过复杂，对母儿均有较大危害，必须引起重视。

遗传因素与肥胖症是发生妊娠糖尿病的重要因素，有家族糖尿病史的或肥胖的孕妇，在妊娠期间就应该注意糖尿病的检查。

妊娠糖尿病的临床表现有多饮、多食、多尿症状，或外阴、阴道念珠菌感染反复发作，孕妇体重>90 千克，本次妊娠并发羊水过多或巨大胎儿者。

建议在妊娠 24~28 周进行 GDM 筛查，50 克葡萄糖粉溶于 200 毫升水中，5 分钟内服完，其后 1 小时血糖值≥7.8 毫摩/升为糖筛查阳性，应检查空腹血糖，空腹血糖异常可诊断为糖尿病，空腹血糖正常者再行葡萄糖耐量试验（OGTT）。

妊娠合并糖尿病对母儿的影响及影响程度取决于糖尿病病情及血糖控制水平。病情较重或血糖控制不良者，对母儿影响极大，母儿发生近、远期并发症的可能性仍较高。妊娠合并糖尿病，有巨大胎儿、胎盘功能不良、胎位异常或其他产科指征者，应行剖宫产。对糖尿病病程>10 年，伴有视网膜病变及肾功能损害、重度子痫前期、有死胎史的孕妇，应放宽剖宫产指征。

**2. 糖尿病的中医辨证分型**　糖尿病的中医辨证分型方法很多，有按"三消"辨证分为上消、中消、下消三型者；有按八纲辨证分为阴虚型、阳虚型、阴阳两虚型者；有按脏腑辨证分为肺胃燥热型、肺肾阴虚型、脾气虚型、脾阴不足型、肾阴虚型、肾气虚型、肝阴不足型、肝阳上扰型、胃阴不足型、肝肾阴虚型者；有按气血津液辨证分为气虚型、气阴两虚型、血瘀型、气滞血瘀型、气虚血瘀型、湿热型、痰湿型等。

《中医病证诊断疗效标准》中，对糖尿病的辨证分型做了以下分类，比较接近临床实际情况，为目前临床所通用，其内容如下。

（1）燥热伤肺型：烦渴多饮，口干咽燥，多食易饥，小便量多，大便干结。舌质红，苔薄黄，脉数。

（2）胃燥津伤型：消谷善饥，大便秘结，口干欲饮，形体消瘦。舌红苔黄，脉滑有力。

（3）肾阴亏虚型：尿频量多，浑如脂膏，头晕目眩，耳鸣，视物模糊，口干唇燥，失眠心烦。舌红无苔，脉细弦数。

（4）阴阳两虚型：尿频，饮一溲一，色浑如膏。面色黧黑，耳轮枯焦，腰膝酸软，消瘦显著，阳痿或月经不调，畏寒面浮。舌淡，苔白，脉沉细无力。

（5）阴虚阳浮型：尿频量多，烦渴面红，头痛恶心，口有异味，形瘦骨立，唇红口干，呼吸深快。或神昏萎靡，四肢厥冷。舌质红绛，苔灰或焦黑，脉微数疾。

## 三、糖尿病的常见症状

糖尿病的常见症状可以概括为"三多一少"，即多饮、多食、多尿及体重减轻。原发性 2 型糖尿病一般在疾病发展到中晚期后，临床上才出现下列轻重不等的典型症状。

1. **多饮**　由于多尿，导致水分丢失过多，发生口渴，只好用饮水来补充，饮水量和饮水次数都增多。因此，排尿越多，饮水量也越多。

2. **多食**　由于尿中丢失糖分过多，人体处于半饥饿状态，能量缺乏引起食欲亢进，总有吃不饱的感觉，甚至每天吃五六顿饭，主食达 1~1.5 千克，副食也比正常人明显增多，还不能满足食欲。食量增加了，血糖也随之升高，尿糖也增多，如此反复。

3. **多尿**　糖尿病患者因体内血糖过高，不能被充分利用就要排出。糖尿病患者每昼夜的尿量可达 3000~4000 毫升，最多可达 10000 毫升以上。此外，排尿的次数也增多，有的患者每日排尿次数可达 20 多次。血糖越高，尿糖越多，尿量也越多。

4. **体重减轻**　由于机体不能充分利用葡萄糖，导致脂肪和蛋白质分解加速，消耗过多，体重下降，出现体重减轻。严重者体重可下降数十斤，以致疲乏无力，精神不振。同样，病程时间越长，血糖越高，病情越重，消瘦也就越明显。

糖尿病的典型症状虽然是"三多一少"，但在临床上，并不是所有的患者都如此。有一些患者并不具备典型症状，往往是在做了化验检查后才被诊断出来；还有一部分患者不是无症状，只是忽视而已，自以为多食是身体健康的表现。有的患者以多饮、多尿为主，有的以体重减轻、乏力为主，有的以急性或慢性并发症为首发症状，通过进一步的检查才发现患了糖尿病，有的患者甚至直到发生酮症酸中毒、高渗性昏迷时才被确诊。

## 四、糖尿病的早期信号

疾病早期，因患者食欲良好，精神与体力如常人一样等原因，临床上很难发现。大多在定期体格检查，或因其他疾病的查体过程以及妊娠检查时偶然发现尿糖，继而进一步检查时才发现患了糖尿病。

　　糖尿病的早期阶段由于没有任何明显临床症状，常容易被忽略、漏诊或误诊，只有通过化验检查血糖、尿糖或进行糖耐量试验等才能发现。所以，重视早期糖尿病的信号意义很大。凡有以下情况者应尽早就医，检查血糖及做糖耐量试验，以在早期发现是否有疾病。

　　1. **视力下降**　糖尿病可引起白内障，造成视力下降，病情进展较快，有时也会引起急性视网膜病变，导致急性视力下降。

　　2. **皮肤瘙痒**　糖尿病导致的皮肤瘙痒往往使人难以入睡，特别是女性阴部瘙痒更为严重。

　　3. **手足麻木**　糖尿病可造成末梢神经炎，出现手足麻木、疼痛以及烧灼感等，也有的人会产生走路如踩棉花的感觉。在糖尿病晚期，末梢神经炎的发病率就更高。

　　4. **尿路感染**　糖尿病造成的尿路感染有两个特点：

　　(1) 菌尿起源于肾脏，而一般的尿路感染多起源于下尿道。

　　(2) 尽管给予适宜的抗感染治疗，但是急性肾盂肾炎发热期仍比一般的尿路感染发热期长。

　　5. **遗传倾向**　研究表明，糖尿病有明显的遗传倾向，若父母有一方患病，其子女的发病率比正常人高 3~4 倍。

　　6. **胆道感染**　糖尿病伴发胆囊炎的发病率甚高，且可不伴有胆石症，有时胆囊会发生坏疽及穿孔。

　　7. **排尿困难**　男性糖尿病患者出现排尿困难者约为 21.7%。所以，中老年人若发生排尿困难，除前列腺肥大外，应考虑糖尿病的可能。

　　8. **腹泻与便秘**　糖尿病可造成内脏神经病变，导致胃肠道功能失调，从而出现顽固性腹泻及便秘，而且抗生素治疗无效。

　　9. **勃起功能障碍**　糖尿病可造成神经病变和血管病变，从而导致男性性功能障碍，以勃起功能障碍最多见。根据统计，糖尿病患者发生勃起功能障碍者达 60% 以上。

　　10. **女性上体肥胖**　女性腰围与臀围比 0.7~0.85（不论体重多少），糖耐量试验异常者达 60%。有学者认为，这种体型可作为诊断糖尿病的一项重要指标。

　　11. **脑梗死**　糖尿病患者容易发生脑梗死，在脑梗死患者中有 10%~13% 是由糖尿病造成的。所以，脑梗死患者应进行血糖常规化验。

　　以上这 11 个信号中只要具有其中的 1~2 种，就应尽快到有条件的医院去就诊，检查一下尿糖与血糖，如果检出患糖尿病，应及早进行有效的治疗。

## 五、糖尿病的确诊

糖尿病的诊断由血糖水平确定，中华医学会糖尿病学分会采用的糖尿病的诊断标准分为以下两种情况。

第一种情况：如果有典型的糖尿病症状，任何时候测血浆葡萄糖浓度≥11.1毫摩/升（200毫克/分升）或空腹血糖≥7.0毫摩/升（126毫克/分升），或口服75克葡萄糖2小时后血浆葡萄糖≥11.1毫摩/升（200毫克/分升），即可诊断为糖尿病。

第二种情况：如果没有糖尿病症状，需在另一日重测上述指标中的任何一项，如果仍在上述范围内即可诊断为糖尿病。

## 六、糖尿病的易患人群

有证据表明，以下人群较一般人更易患上糖尿病。

1. **有糖尿病家族史** 科学研究证实，糖尿病是一种遗传性疾病。遗传学研究表明，人体因调节血糖的基因组合异常而导致发病。调查发现，糖尿病者的亲属比非糖尿病患者的亲属糖尿病发病率要高很多。一般认为，隐性遗传常隔代或隔数代遗传，糖尿病患者遗传给下一代的不是疾病本身，而是容易发生糖尿病的体质，即突变基因，临床称为糖尿病易感性。糖尿病易感者，对胰岛素的适应能力很差，极易患上糖尿病。

2. **精神紧张者** 一方面，精神紧张可能造成血糖波动；另一方面，血糖波动又会引起精神紧张，结果陷入恶性循环，因此心理治疗对控制血糖也很重要。

3. **肥胖者** 肥胖与糖尿病关系密切，同属于代谢性疾病，有共同的发病基础。在2型糖尿病患者中有很大一部分属于肥胖类型，尤其是腹型肥胖。肥胖者存在明显的胰岛素抵抗，会加重糖尿病患者的胰岛B细胞的负担，更容易引发糖尿病。

4. **更年期女性** 糖尿病是一种多基因遗传病，主要病因是由于胰岛细胞中的胰岛素分泌减少，中年后发病增多，40岁以后发病者占发病患者总人数的75%以上。女性更年期的生理变化也开始于40岁左右，这两类生理和病理的变化正好处于同一年龄阶段，因此，更年期女性发生原发性糖尿病的比例要比年轻人高。

5. **中老年人** 人到中年，生活、工作压力加大，精神紧张，而生活条件改善，摄取热量较多；运动量减少，热量消耗降低。另外，随着年龄的增长，各种脏器渐渐老化，细胞功能逐渐衰退，使得这部分人容易患糖尿病。

6. **吸烟者** 吸烟可以使多个器官受损，特别是心血管系统。而糖尿病患者吸烟对已发生心血管并发症的人来说，更是雪上加霜，有害无益。

7. **高血压和血脂异常者** 糖尿病常常是一手"牵着"高血压，一手"拉着"血脂异常来影响人体。高血压和血脂异常已是糖尿病最常见的并发症，同时又是患糖尿病的危险因素，因为这些疾病都有胰岛素抵抗，同属于代谢综合征。

8. 缺乏运动者 运动除了消耗热量、减轻体重外，还可以增加胰岛素的敏感性，因此，缺乏运动者是易患糖尿病的人群。

## 七、糖尿病的危害

糖尿病的危害性是很大的，过多的葡萄糖可循着血液流向全身各个角落。所以，如果糖尿病未能得以很好控制，就有可能产生许多并发症，继而影响全身组织器官，甚至连头发、指甲也难免受累。

俗话说"糖尿病不可怕，可怕的是糖尿病的并发症"，糖尿病的危害主要表现为各种并发症，这些并发症可分为急性与慢性两类。急性并发症又有两种，一种是由糖尿病本身引起的或在进行降糖治疗过程中发生的，如糖尿病酮症酸中毒、糖尿病非酮症高渗性昏迷、低血糖反应和乳酸酸中毒等；另一种是与糖尿病密切相关的，当对糖尿病控制不好时更容易发生，但又并不是由糖尿病直接引起的，如并发各种感染、结核病等。

以下方面反映了糖尿病对人类生活质量的严重影响以及人类为治疗和控制糖尿病所需付出的代价。

1. 死亡率增加 2~3 倍。
2. 心脏病及中风者增加 2~3 倍。
3. 失明者比一般人多 10 倍。
4. 坏疽和截肢的发生率约比一般人高 20 倍。
5. 是引发可致命的肾脏病的第二个主要原因。
6. 易导致其他慢性损害（如神经病变、感染和性功能障碍等）。
7. 与年龄相当的正常人相比，住院人数增加 2 倍。
8. 直接用于医疗方面的花费包括时间、药物、康复、护理和其他的服务性工作以及物资需求会大大增加。
9. 其他花费，包括医疗费以及由于残疾而丧失生活能力所引起的损失大大增加。

慢性并发症也有两种，一种是微血管病变，是因为长期血糖过高所致，如糖尿病肾小球硬化、糖尿病视网膜病变、糖尿病神经病变等；另一种是大血管病变，与糖尿病关系密切，常常同时发生在同一患者身上，但其因果关系目前还不清楚，如冠心病、高血压、高脂血症、动脉硬化等。

有些病变可能由多种因素所致，如糖尿病足与下肢血管、微血管、神经病变以及感染等因素均有关系。糖尿病引起的心脏损害可能与同时发生的冠心病有关，也可能与糖尿病的微血管病变和心脏自主神经病变有关。

总之，糖尿病的危害是严重的，所以要力争"三早"，即早发现、早诊断、早治疗，严格控制，以预防各种并发症的发生和发展，降低死亡率，延长寿命，提高生活质量。

## 八  糖尿病的预防

1. 一级预防  糖尿病的一级预防是指对易患糖尿病的人群和已有糖尿病潜在表现的人群采取非药物或药物防治措施，通过改变和减少不利的环境和行为因素，以使这类人群不患糖尿病。一级预防的对象包括糖尿病易发人群与糖尿病潜在人群，主要对象是有 2 型糖尿病家族史的非糖尿病者、肥胖及体力运动较少者、饮酒过多者、高血压患者，以及年龄在 40 岁以上的人群。

糖尿病为一种非传染性疾病，虽然遗传因素会起到一些作用，但决定因素还是后天的生活方式及环境。一级预防采取的措施主要是行为干预和药物干预。

（1）行为干预：①应树立正确的饮食观和采取合理的生活方式，可以最大限度地减少糖尿病的发病率。过度摄入热量、营养过剩、肥胖、缺少运动等都是发病的重要原因，而这些原因是和人们的饮食观、生活方式息息相关的。所以，糖尿病的高危人群、潜在人群最好多吃一些低热量、低盐、低脂、低糖、高纤维、维生素含量高的食物。②对体重要进行定期监测，体重增加时应及时限制饮食，增加运动量，使其尽早回落至正常，不要等到体重明显增加时才采取措施。运动及体力活动可减少体内的脂肪含量，增加肌肉组织的含量，促进有氧代谢，改善胰岛素抵抗，防止胰岛功能衰竭。杜绝和戒掉一切不良嗜好，要戒烟限酒。特别是糖尿病高危人群——有糖尿病家族史，本身又肥胖多食、血糖偏高的人群，尤应注意预防。

（2）药物干预：①药物干预的重点在药物的选择上。预防糖尿病的理想药物既可改善糖耐量，而又不会造成低血糖；既能降低血浆胰岛素的水平，而又不会增加胰岛的负担还不会出现血脂紊乱及体重增加等副作用。②常用的预防药物主要有二甲双胍与 $\alpha$-糖苷酶抑制剂。二甲双胍能抑制肝糖原合成，减少消化道对葡萄糖的吸收，促进外周组织对葡萄糖的摄取及利用，在降低血糖的同时不但不会增加胰岛素的分泌，还会增强胰岛素的敏感性。二甲双胍可以直接改善糖尿病患者的胰岛素抵抗，有效地避免糖耐量异常（IGT）者血糖高的现象，这说明二甲双胍适合 2 型糖尿病的一级预防。但是需要注意的是，肾功能不全的人不能服用二甲双胍，否则会使病情加重，甚至会发生乳酸性酸中毒。

$\alpha$-糖苷酶抑制剂可减轻胰岛 B 细胞负担，保护胰岛分泌功能，同时也是一种胰岛素增敏剂，改善周围靶组织对胰岛素的敏感性。长期服用 α-糖苷酶抑制剂不会出现不良反应，为药物预防糖尿病的较好选择。

一级预防为一种积极的预防措施，不仅可以最大程度地降低糖尿病的发病率，减轻糖尿病对人类健康的危害，减少糖尿病对家庭和社会造成的负担，而且还可以从根本上延缓和避免糖尿病并发症的发生。

2. 二级预防　糖尿病的二级预防是指早期诊断出无症状的糖尿病及糖耐量减低者，并进行早期干预、早期治疗，以严格控制血糖，防止并发症的发生；发现糖耐量减低（无症状糖尿病）者，并进行早期的干预治疗，以使糖尿病的发病率降低并减少糖尿病并发症的危险。

糖耐量通俗地说就是人体对葡萄糖的耐受能力。糖耐量能力减低就是说身体对糖的吸收及利用比正常人差。糖耐量减低的患者通常没有明显的不适感，但一定不可掉以轻心。

糖耐量减低是糖耐量异常者糖代谢介于正常和糖尿病之间的中间状态。处于这种状态的人有极大的可能会发展成 2 型糖尿病患者。根据统计，几乎所有 2 型糖尿病患者会经过糖耐量减低这个阶段。糖耐量减低患者空腹时的血糖低于 7.8 毫摩/升，口服 75 克葡萄糖后 2 小时的血糖高于 7.8 毫摩/升但却达不到 11.1 毫摩/升，口服 75 克葡萄糖后 0.5 小时、1 小时、1.5 小时 3 个时间段中至少有一个时间段的血糖高于 11.1 毫摩/升。糖耐量减低的患者，若治疗得当，病情会不再发展，甚至还会恢复正常；若治疗不得当，就会发展成为糖尿病。对二级预防来说，糖耐量减低的治疗是一个重点。

（1）定期检测：二级预防的一个重要措施就要是定期测血糖，以便能够及时发现身体的不适。对中老年人来说，血糖检测应列入常规体检项目。有些人测得血糖一次正常之后，便不再检测，这无法显示身体的真实状况，所以一定要做到定期检测。如果出现皮肤感觉异常、性功能减退、视力不佳、多尿、白内障等病症，就更要做到及时检测及治疗，争取早期治疗的宝贵时间。治疗时要综合调动饮食、运动以及药物等手段，将血糖长期控制在正常及接近正常的水平上，切忌半途而废。此外，确诊的糖尿病患者，平时还要定期测量血脂、血压以及心电图等的间接指标。

通过对血糖等指标的测量，若发现已有糖尿病的前期症状，或者已经是糖尿病患者，就要及时采取措施。不但要改变饮食上的不良习惯，减少热量、盐分以及脂肪等摄入，还要配合运动和体力活动。

（2）药物治疗：药物治疗也是必不可少的。目前，1 型糖尿病二级预防实施的药物治疗主要有烟酰胺、胰岛素、免疫抑制剂、单克隆抗体以及光照射治疗等。

烟酰胺能增加胰岛素合成，使高血糖降低。高浓度的烟酰胺可减少胰岛自身免疫产生的自由基对胰岛 B 细胞的破坏作用。临床上使用的免疫抑制剂主要有环孢素，可增强体内细胞的免疫能力，减少因免疫紊乱而破坏胰岛 B 细胞。糖尿病前期使用胰岛素可修复及保护胰岛 B 细胞，延缓病情的自然病程，有预防作用。单克隆抗体可使 B 细胞的破坏减少，有治疗早期 1 型糖尿病的潜在可能。光照射治疗是将患者淋巴细胞，在体外通过甲氧补骨脂素发出的紫外光照射 4~5 小时后，再输入体内的过程，同氧自由基清除剂合用于糖尿病前期的防治，效果比较理想。

从理论上讲，一级预防所采取的任何措施都比二级预防更有效，但一级预防要实行相当长的时间才能见效，不是一蹴而就的。国内外一些最具科学性和权威性的临床试验显示：将血压、血脂和血糖控制在优良水平、体重维持在正常范围并且努力避免诱发因素，如过分劳累、激动、各种感染等因素有十分重要的价值。甚至有人提出在糖耐量减退时就应该采取干预措施，这一思想的提出是糖尿病与合并疾病防治方面的一个很大的进步。

3. **三级预防** 糖尿病的三级预防就是在糖尿病发生之后，预防糖尿病各种急性并发症，以及预防和延缓慢性并发症的发生和发展，减少患者的伤残及死亡率，尽可能地提高患者的生活质量。

由于糖尿病患者很容易并发其他慢性病，且易因并发症而危及生命，因此要对糖尿病慢性合并症加强监测，做到早期发现。早期预防是其要点，晚期疗效不佳。早期诊断和早期治疗常可预防并发症的发生，使患者能长期过上接近正常人的生活。

（1）并发症诱发因素：①糖尿病急性并发症常见的诱发因素包括：各种感染，如呼吸道、消化道、尿道以及皮肤感染；胰岛素用量不当，如用量过多、不足或突然中断等；精神受到刺激；饮食失调。②糖尿病慢性并发症常见的诱发因素包括：糖尿病脑动脉硬化、糖尿病高脂血症、糖尿病足等大血管或微血管病变、感染。

慢性病出现的因素主要有血压增高、血脂异常、血黏度增高、高血糖、吸烟、肥胖、饮食控制不当和缺乏体育锻炼等。

（2）并发症预防措施：糖尿病患者应采取有效的措施预防合并症的发生。预防措施有①与医护人员配合，积极治疗糖尿病，使血糖长期控制在正常或接近正常的水平。治疗糖尿病的方法主要有饮食调养、运动调养、药物（口服降糖药、中医中药、胰岛素）调养。具体调养治疗方案应根据病情而定，但是患者与医生密切配合十分重要。②积极治疗高脂血症和高胆固醇血症。要长期坚持饮食调养，少吃动物脂肪，限制富含胆固醇的食物，如动物内脏、鱼子、蛋黄等。必要时使用降胆固醇的药物。③适当的运动对降低血糖、血脂，有效地控制体重，预防糖尿病合并症有较好的作用，因此需长期坚持锻炼。有严重心、肾等并发症者，其活动量应根据具体情况而定。④调整体重。人们常说"裤带越长，寿命越短"，肥胖是长寿之敌，是多种疾病的温床，肥胖与动脉硬化的发生、进展有密切关系，肥胖型糖尿病对胰岛素不敏感。因此，有效地调整体重使之接近标准体重，对良好控制血糖、预防糖尿病血管病变有着十分重要的意义。⑤伴有高血压时，应加服降血压药，有效控制血压。⑥不吸烟、不饮酒。⑦建立正确、有规律的糖尿病饮食。⑧定期进行眼底、心电图、肾脏及神经系统检查，争取早期发现并发症，早期治疗。

# 第二节 防治糖尿病的日常饮食

## 一、饮食原则

1. **均衡的膳食结构** 糖尿病患者的膳食要多样化，营养合理，力求做到平衡膳食，这就需要做到每天保证吃以下4大类食物：①谷类与薯类：主要提供热能和膳食纤维，维持人体体温和生理活动的需要；②蔬菜与水果类：主要提供维生素、矿物质以及膳食纤维；③肉、禽、鱼、蛋、豆、乳类：主要提供优质蛋白质、维生素及矿物质；④油脂类：主要提供热能。

以上四类食物每天都应保证摄入，不宜偏食哪一种，因为搭配合理就是膳食平衡。

糖尿病患者比正常人更需要全面且均衡的营养。所以，应做到：主食粗细搭配；副食荤素搭配；不偏食，不挑食；顿顿如此，天天如此。

饮食中必须有80%是粗纤维食物，以刺激胰腺分泌胰岛素，提高血液中胰岛素含量，减少用药量。同时主张吃富铬食物，如全谷物、菜豆、大豆制品、黄瓜、香菇等。因为铬是正常糖代谢及脂代谢必需的微量元素。铬的作用直接与胰岛素有关，其作用机制可能是铬与胰岛素及线粒体膜受体之间形成三元复合物而促进胰岛素发挥作用。因此，适量补充微量元素铬有助于延缓糖尿病的恶化程度。

薯类、蔬菜和水果中含有丰富的维生素、无机盐和膳食纤维，是人体营养的主要来源之一。近年来研究发现，膳食纤维虽然对人体不提供直接的营养成分，但却对维护人体健康有不可替代的作用。

2. **少量多餐，定时、定量、定餐** 糖尿病患者在确定了每天需摄入的总量后，应尽量少食多餐（每天5~6次），对稳定血糖大有好处。糖尿病患者可将每餐的食物分成3份，主餐时先吃其中的2份，留出1份放到加餐中食用。

比如，早餐：燕麦片50克，豆浆250毫升，煮鸡蛋1个，可先吃豆浆煮燕麦片，加餐时再吃煮鸡蛋。午餐：米饭、蔬菜、肉或鱼等，主餐时可少吃25克米饭（留出一个水果的量），午睡后可吃50克左右的水果（如橘子、梨等）。

3. **高膳食纤维膳食**　膳食纤维对糖尿病患者稳定病情有益。膳食纤维可以在一定程度上缓解食物在胃肠道消化和吸收的速度，从而降低血糖指数；可溶性膳食纤维还可以控制餐后血糖的升高，改善葡萄糖耐量。

对糖尿病患者来说，目前还没有统一的膳食纤维供给量的标准。美国糖尿病协会（ADA）推荐的膳食纤维每天的摄入标准是 20~35 克。糖尿病患者可以在每天的膳食中添加燕麦片、玉米面等粗粮以及海带、魔芋和新鲜蔬菜等富含膳食纤维的食物。

膳食纤维虽好，但不宜摄入过量，不然会引起如钙、铁、锌等重要矿物质和一些维生素的吸收和利用减少，使之随粪便的排出量增加，导致营养素缺乏症。另外，过多地摄入膳食纤维会引起腹泻、腹胀、腹痛等症状，还会引起排便次数和排便量的增加。

4. **限制脂肪的摄入量**　过多摄入脂肪会降低身体内胰岛素的活性，使血糖升高，所以糖尿病患者应限制脂肪的摄入量。当然，也无须完全戒除脂肪，而是应适量摄入。

以下是一些减少脂肪摄入的方法，可帮助糖尿病患者在日常的饮食中限制脂肪的摄入量。

（1）烹调时仅放少量的植物油。

（2）不用油煎或油炸的方法烹调食物。

（3）多用炖、煮、汆、拌、蒸、卤等少油的做法烹调食物。

（4）用各种调味品来代替油脂，既能品尝到好滋味，又能赢得健康。

（5）做汤或砂锅炖菜时，如果放肉的话，肉不用过油，可直接放到锅中。

（6）不吃动物油。

（7）选择瘦肉。

（8）吃烤肉时将油脂滴完再吃。

（9）吃鸭肉、鸡肉时，要去除外皮和脂肪。

（10）少吃奶油类食物。

（11）尽量食用低脂或脱脂的奶制品。

（12）尽量不吃奶酪或黄油。

（13）少吃方便面。

（14）适量少吃坚果类食物。

5. **适量选择优质蛋白质**

（1）适量选择低脂肪肉类（包括瘦猪肉、瘦牛肉和瘦羊肉）

（2）去皮的鸡肉是优质蛋白质的良好来源。

（3）每周吃 2~3 次鱼。

（4）每天吃 1 个鸡蛋。

（5）每天吃适量的豆制品，可提供低脂肪、高蛋白的植物性蛋白质。

（6）每天饮酸牛奶或鲜牛奶 1~2 袋（杯）。

（7）吃少量坚果类食物，因为坚果类食物也是蛋白质的良好来源。

**6. 减少或禁忌单糖及双糖食物** 单糖和双糖的吸收比多糖（淀粉类）快，单糖可被直接吸收血液，使血糖迅速升高，还会导致周围组织对胰岛素作用的不敏感，从而加重糖尿病的病情。因此，糖尿病患者应减少或禁忌单糖和双糖的摄入。

（1）用人工甜味剂制品代替糖制品。

（2）饮用无糖酸奶。

（3）不宜大量食用蜂蜜。

（4）不用或少用奶油或黄油。

（5）烹调时不加蔗糖。

（6）饮用鲜牛奶不加蔗糖。

（7）选用无蔗糖麦片。

（8）饮茶时不加蔗糖。

（9）不喝富含蔗糖的饮料。

（10）饮用咖啡时不加蔗糖。

注意，隐藏在面包、点心，饼干、水果罐头、巧克力和某些含糖量很高的水果中的蔗糖。

## 饮食调养常识

**1. 均衡摄取各种营养素** 糖尿病患者的饮食主要是在均衡营养的基础之上，再配合热量的控制，以维持血糖、血脂及血压的稳定，促进糖分代谢正常化。人体所需的营养素达 40 多种，除水之外，主要分为 6 大类，即：蛋白质、脂类、碳水化合物（糖类）、矿物质（包括常量元素和微量元素）、维生素以及膳食纤维。以往多认为糖尿病患者应该多吃高蛋白及低糖食物，其实这是错误的观点，糖尿病患者 6 大营养素缺一不可，要想使饮食调养取得预期的效果，糖尿病患者就必须均衡摄取各种营养素。

**2. 三餐定时定量** 糖尿病患者在保证摄取适合自己的总热量及均衡各种营养素之外，还应该做到进餐定时和定量。要根据患者的体型、体力劳动强度，病情严重程度等安排主食的摄入量，确保血糖的相对稳定。

（1）定时进餐：糖尿病患者三餐必须按时，有利于建立生物钟，使体内定时释放出以胰岛素为主的相关激素，便于患者控制血糖水平，防止出现低血糖等状况。

（2）主食定量：计算出一天所需的总热量，然后可把总热量按比例分成几份，每次进食只摄取定量的主食，避免摄入过多热量。如可分成3份，早、中、晚餐各占1/3，或者分成5份，早、中、晚分别占1/5、2/5、2/5。

（3）少量多餐：一方面可以预防低血糖的发生，同时又可以使胰岛B细胞的负担减轻，更好地控制血糖。少量是指每餐少吃，不至于使餐后胰岛负担过重，血糖也不至于升得太高，也就避免了餐后高血糖的出现。多餐是指增加进餐的次数，在正餐之间进行缓冲，这样既可以防止药物作用高峰时出现低血糖，也可避免一天饮食总量过少，影响人的体力及体质。少食多餐能保证营养的吸收和利用，特别对有胃肠疾患的糖尿病患者而言，还能使并发症的发生减少。

进主食时，如每天进主食500克以上时，最好每餐不大于100克主食，可以采用每日4、5餐甚至6餐的方法。加餐也可以用水果、鸡蛋以及豆制品等对血糖影响较小的副食来代替主食。

对于许多血糖波动大、易出现低血糖、血糖控制差的患者，特别是对于加少量胰岛素就出现低血糖或稍微减量胰岛素就导致血糖增高的患者，就更应当少食多餐。注射胰岛素的患者由于自身胰岛功能很差，血糖的控制主要借助注射胰岛素，皮下注射胰岛素是要慢慢吸收的。若在餐前注射胰岛素是要把餐后血糖降下来，到了餐后两小时，血糖降下来时，而胰岛素的作用还没有完全消失，血糖还在继续下降，会导致低血糖的出现，这就需要餐后两小时必须加餐。

对于糖尿病肥胖患者来讲，少量多餐比少餐多食更有利于减肥。由于如果一次进食量过多，势必刺激大量胰岛素分泌，增加血糖吸收，利用率增大，合成脂肪也就相应增多。而少食多餐则可以减少胰岛素的分泌，减少以上弊端的出现。

3. 进食多样化　每一种食物所含的营养素不同，食物越多样，营养素越能更好地进行互补。因此，糖尿病患者的饮食在控制总热量的基础上，越复杂、越多样，营养素的摄取也就越全面，就不容易发生营养不良或者营养失衡。

4. 科学安排主食与副食　很多糖尿病患者采取少吃主食甚至不吃主食、多吃副食的办法控制热量，以实现控制血糖的目的。专家指出，主食吃得少，热量不够，机体就会分解自身的蛋白质及脂肪来提供能量，反而可能会加重病情。

主食是人体所需能量的主要来源，若摄入不足，机体就会分解自身的蛋白质和脂肪，来满足机体能量的需要，从而导致代谢紊乱，加重病情。健康的人一天应吃200~250克主食，糖尿病患者一天也要吃200克主食，如果运动量大可以考虑适当增加。

糖尿病患者要科学安排主食和副食，不可只注重主食而轻视副食。不过，副食也不能摄取过多，若摄取的副食过多，也可使体重增加，对病情不利。所以，除合理控制主食外，副食也应合理搭配，否则照样不能取得预期效果。

5. **经常补充水分**　经常补充水分对于糖尿病患者来说是非常重要的。糖尿病患者体内高血糖有高渗利尿的作用，导致多尿。由于尿量过多，体内脱水，如果不及时补充水分，就会加重脱水状态。脱水会导致血液浓缩，血糖值更高，形成恶性循环，使糖尿病患者病情越来越严重，造成各种并发症的发生。糖尿病患者经常补充水分，是对其机体失水的一种保护性措施，可以起到稀释血糖、改善血液循环、促进代谢废物的清除以及消除酮体等诸多作用。

糖尿病患者除平时食物中含有水分外，每天应该补充 1600～2000 毫升的水。在摄入蛋白质食物多、锻炼强度大、出汗多以及沐浴等情况下，还应适当补充水分。老年糖尿病患者要格外注意经常补充水分。

除了白开水外，牛奶及豆浆等也是很好的补充水分的饮料。但糖尿病患者要注意不能喝甜饮料来补充水分，可能会适得其反，由于甜饮料含糖多，会使糖尿病患者的血糖及血渗透压升高，导致渗透性利尿，会加重脱水状态。

## 三、烹调食物的方法

1. **食物的保存及加工**　蔬菜应该存放在干燥、通风以及避光之处，可有效减少营养素的丢失。绿叶蔬菜的存放时间通常不超过 2 天，水果不超过 1 周，尽量做到吃多少买多少，以保持蔬菜新鲜。米与蔬菜也不适宜长时间浸泡，淘米时尽量不用手搓，用流水冲洗两三遍就可以了。

2. **食物的预处理**　将一些食物中含有的脂肪或油预先处理掉，使其更符合糖尿病患者的饮食需求。比如在烹调之前可以将禽畜肉上的脂肪剔除，或者把瘦肉放入沸水煮一段时间，将其中的不可见脂肪溶解掉等。

3. **少用糖**　对于习惯以糖来增加食物甜味的患者，可以考虑用天然高汤来增加味道，只要反复捞去残渣浮油并熬煮第二次，就可降低高汤的热量及油脂含量。自制甜点或者想喝饮料时，可考虑用代糖，或者多吃点水果。需要注意的是，代糖一经加热就丧失甜味了，而且食用过多也对人体也不利。

4. **少用脂肪**　适当改变烹调方法，以蒸、烤、氽、烫的煮法，这样既能保留食物中的营养素，又可以避免油脂和过多调味料的使用。如果想吃炒菜，也可先氽烫后再炒，这样可以减少用油，缩短煎炒时间。在选用油类的时候应选择一些不饱和脂肪酸含量较高的油，如花生油、菜子油、香油以及豆类油等；少用饱和脂肪酸含量高的油，如椰子油、奶油以及牛油等。

5. **少用盐**　少用腌渍或加工的食品入菜，如酱菜、火腿以及香肠等。多用醋及辛香料、香草植物或葱、紫苏等，替代盐和酱油来为菜提味。多用海带、香菇等熬天然高汤，少用市售的高汤块或罐头。

6. **增加配料**　在确保主料营养素的同时，需要考虑一些微量营养素，这样才能做到营养搭配更合理。适当加入醋、花椒、葱、姜以及蒜等调料可以补充一些营养素，并改善食物的口味。此外，一些配料还有助于使肉制品中的血糖生成指数（GI值）降低，有利于控制血糖。

7. **增加饱足感但不增加热量**　避免把食物煮得过于烂熟，否则太易吞咽。有些嚼头的食物可以在口中停留时间长些，让人有吃饭的感觉。在饭菜中加入一些薯类，可以增加含量，但不会增加很多热量。海带及裙带菜热量较低，又有嚼头，是填饱肚子的好食材。

## 四、饮食宜忌

1. **安全食物**

（1）主食类：主食类包括米、面、玉米、马铃薯、地瓜以及芋头等，粗杂粮如莜麦面、荞麦面、燕麦片等含有 B 族维生素及膳食纤维，具有延缓血糖升高的作用。

（2）蛋类：蛋类主要含优质蛋白质，通常为13%，而且含碳水化合物很少，多在3%以下，很适合糖尿病患者食用。值得注意的是，蛋黄中含有大量的胆固醇，所以应少吃蛋黄。

（3）大豆及其制品：大豆及其制品含有十分丰富的蛋白质、无机盐和维生素，豆油中还有较多的 ω-3 多不饱和脂肪酸，有降低胆固醇以及血清甘油三酯的功效。但值得注意的是，糖尿病并发肾病患者不宜食用豆制品。

（4）畜禽鱼类：畜禽鱼类通常都含有丰富的蛋白质，而且碳水化合物比较少。深海鱼富含二十二碳六烯酸（DHA）及二十碳五烯酸（EPA），可与瘦肉代换食用。不过，一些畜类的精肉部分含有较多的脂肪，所以应少吃。

（5）乳类：乳类以含脂低的低脂或者脱脂牛奶最好。牛奶中所含蛋白质的量比较高，并含有丰富的维生素和微量元素及钙，对糖尿病的治疗非常有利。所以，糖尿病患者可适当饮用，通常每天以 250~500 毫升为宜。

（6）蔬菜类：蔬菜通常含热量比较低，主要提供维生素、矿物质、微量元素和食膳食纤维等。瓜类与花叶类蔬菜含蛋白质、脂肪和碳水化合物均比较少，尤其是苦瓜、南瓜等对糖尿病有一定益处。

（7）水果类：大部分水果中含有丰富的维生素 C、矿物质、水分、纤维素以及果糖，对糖尿病的治疗有益处。尤其是果胶，有延续葡萄糖吸收的作用。但是有些水果含糖量高，如果食用过多，容易造成血糖上升。因此，应该选择一些含糖量较低的水果，并配合饮食计划来吃。

**2. 宜少吃的食物**

（1）高油脂的食物：如瓜子、花生、腰果、松子、核桃等坚果类。

（2）高胆固醇的食物：如猪肝、腰花、蟹黄、鱼卵等。

（3）成分或制作过程不明的食物：碎肉制品如肉丸、狮子头、虾球等，加工食品如火腿、香肠等皆不宜食用过多。

（4）稀饭、各式浓汤及炒烩菜式：血糖生成指数（GI值）高，也需要限制。

以上食物的热量或油脂、含糖量稍高，糖尿病患者最好少吃。

**3. 不宜进食的食物**

（1）易使血脂升高的食物：猪油、牛油、奶油等油脂类；肥肉、猪肠、皮脂、猪蹄等高油脂食物，或使用棕榈油、椰子油制成的点心；炸鸡、鸡块、薯条等油炸、油煎类食物，都含有过多脂肪，糖尿病患者不宜食用。

（2）易使血糖迅速升高的食物：奶昔、苹果派、圣代、布丁、蛋糕、芋泥、果冻、油酥类点心和甜汤等点心含糖量过高；果汁、汽水以及含糖高的酒类，如乌梅酒、竹叶青、玫瑰红、参茸酒等不可饮用。

（3）高盐的食物：酱菜、泡菜等腌渍类含盐过高；沙拉酱、沙茶酱、豆瓣酱、芝麻酱、香油、辣油等，也含高油高盐，最好不要食用。

**五、饮食误区**

1. 只控制主食量，不控制总热能　有些患者认为，饮食疗法控制饮食只是单纯地控制主食量，而不控制总热量。糖尿病饮食治疗的原则是控制总热量的平衡膳食。主食是最直接的热量供应源，在总热量控制的前提之下，应当放宽主食摄入量。我国营养专家认为碳水化合物产热量占总热量的60%～65%为宜，蛋白质及碳水化合物每克产热4千卡，脂肪产热则可达9千卡，超过蛋白质、碳水化合物的2倍。所以，如果单纯控制主食而不控制总热量，摄入过多肉类食品或油脂，将导致总热量过高，血糖控制不会理想和稳定。

部分患者控制主食的摄入量，很容易在饭后不久感到饥饿，于是，便用吃副食（鸡、鸭、鱼、肉、蛋等）或其他零食（如花生、瓜子以及休闲食品等）加以解决，这也是一种错误的做法。主食是人体所需热量的主要来源，但是，副食及零食中所含有的热量同样不可忽视。大多数副食及零食均为含油脂量或热量较高的食品，比如每100克花生可产生589千卡的热量，每100克瓜子可产生570千卡的热量。这些食品中所含的热量比同等重量的米饭、猪肉、羊肉以及鸡肉所含有的热量都要多，任意食用会造成总热量超标。这些食品中的蛋白质和脂肪进入人体后有相当一部分可以通过糖异生作用转变成葡萄糖。所以，副食和零食吃得太多，尤其是一些高脂肪食品吃得太多，容易使血糖升高。此外，一些高脂肪食品还会引起高脂血症及肥胖症，加速动脉硬化，导致心脑血管疾病等并发症的发生。

所以，对于糖尿病患者而言，应根据个人情况不同，主食以每天200~300克为宜，如果日摄入量少于150克，易出现饥饿、酮症酸中毒。饮食控制并不仅仅是控制主食，而是在控制总热量的基础上，合理限制各种食物的摄入量。可在控制每日所需总热量的基础上，少食多餐，同时注意各种营养素的搭配均衡。比如说，某一天吃了20粒花生米，油脂摄入就达到一定量了，那么在炒菜时就应该减少油量。

2. 只吃粗粮不吃细粮　粗粮含有较多的膳食纤维，有降糖、降脂、通便的功效，对身体有益。但如果吃太多的粗粮，就可能增加胃肠负担，影响营养素的吸收，长此以往会造成营养不良。另外，一些粗粮中含植酸较多，会影响体内其他营养素的代谢。因此，无论吃什么食物，都应当适度。

3. 吃素不吃荤，有利糖尿病　因一些荤腥食物含有很高的脂肪、蛋白质等营养素，多吃对糖尿病的治疗非常不利。因此有些患者就认为既然这些荤腥食物不好，干脆就不吃了。误以为多吃素食，对治疗糖尿病有莫大益处。其实，这种想法是错误的。荤素搭配才能营养互补，符合科学配餐合理营养。

糖尿病患者由于控制饮食，容易导致营养素缺乏，如果再一味吃素，对身体伤害更大。况且动物性食物的营养是植物性食物所不能代替的，它的蛋白质含量高、质量优，其氨基酸比例恰当；而植物性蛋白质（豆类除外）缺少赖氨酸，营养不全面。另外，动物食品中的营养素人体易吸收，比如血红素铁比无机铁吸收好，有机锌、有机硒以及有机铬都比无机元素吸收好。动物食品又是一些维生素的丰富来源，长期不吃会导致维生素缺乏。

当然多吃荤少吃素也不科学。吃荤多势必导致蛋白质太高，动物脂肪摄入增加。肉类食品和脂肪摄入过多对于糖尿病饮食调整十分不利。平衡膳食要求每天有250克牛奶、一个鸡蛋、3两（150克）左右瘦肉或者鱼，当然也可以是其他一些食物，总体原则是要控制在总热量范围内，注意平衡各种营养素的吸收。

4. 红薯纤维高，南瓜降糖好　红薯中含有多种人体需要的营养物质，含有胡萝卜素、食物纤维、维生素A、维生素B、维生素C、维生素E以及钾、铁、铜、硒、钙等10余种微量元素，营养价值很高，被营养学家们称为营养最均衡的保健食品。研究发现，白皮红薯有一定的抗糖尿病作用。临床研究发现，2型糖尿病患者在服用白皮红薯提取物之后，胰岛素敏感性得到改善，有助于控制血糖。

但是，红薯吃多了对糖尿病的防治也不好，由于红薯除了含有丰富的纤维素，其淀粉、糖含量也高，多吃容易出现餐后高血糖。如果吃，要同主食进行交换，要严格控制食物总热量，如每吃 100 克红薯就要少吃 25 克主食。

南瓜有很多种，如倭瓜、北瓜以及番瓜等，嫩南瓜划破皮后在划痕处会出现水晶般的液体珠，里面含有的南瓜戊糖，对糖尿病有一定的治疗作用。南瓜还有大量纤维素、果胶、维生素及锌、硒微量元素等。果胶及纤维素在肠道内形成一种凝胶状物质，使消化酶和碳水化合物能均匀混合，延缓肠道对单糖物质的消化吸收，从而使血糖降低。但是，多吃南瓜对糖尿病的治疗并不好，由于南瓜的主要成分还是糖，以南瓜当主食，实际上同吃馒头米饭的作用是一样的，所得到的是糖含有降糖作用的南瓜戊糖、果胶以及纤维素等的含量非常少，吃南瓜起不到降血糖的作用。

不过，食用南瓜可作为治疗糖尿病的一项辅助保健措施，但是食用时可将其热量计算入每日膳食热量中去。通常来说 350 克的生南瓜产生的热量约为 90 千卡，约等于 25 克主食产生的热量。

5. 水果与蔬菜差不多，可以随便吃　许多糖尿病患者认为，多吃水果对糖尿病的治疗是有益无害的，不仅可以补充人体必需的维生素，而且可以刺激肠道，增加肠的蠕动，有利于保持排便的通畅。但是，有些水果含有比较多的糖分，一次大量进食含糖分较高的水果会导致血糖升高，不利于糖尿病患者血糖的控制。那么，到底糖尿病患者能不能吃水果，怎么吃才合适呢？

（1）掌握吃水果的先决条件：对于血糖控制比较好的患者，也就是空腹血糖在 7.8 毫摩/升以下，餐后 2 小时血糖在 10.0 毫摩/升以下，糖化血红蛋白在 7.5% 以下，血糖的波动也不是太大，此时就适宜吃一些水果。若血糖水平还很高，则暂时不能吃水果，需血糖控制满意时再开始吃水果。

（2）控制水果的数量：糖尿病患者吃水果时一定要把水果所含的热量计算在每日饮食的总热量中。例如，吃了两个 100 克的苹果，就应该少吃 25 克的米饭（200克苹果的热量相当于 25 克大米）。若平时的血糖水平以餐后血糖高为主，空腹血糖不是很高，则把水果作为 2 次正餐中间的加餐较为合适（上午 10 时、下午 3 时或睡前进食水果）；若空腹血糖偏高，则应该在正餐时吃水果。

（3）选择一些含糖量比较低的水果：各种水果的含糖量存在差异，西瓜、橘子、梨、苹果以及猕猴桃等含糖量较低，柿子、香蕉、鲜荔枝以及红枣等含糖量较高。通常来说糖尿病，患者不适宜吃含糖量较高的水果。若血糖控制得还不是很好，则可以用含糖分低的瓜果替代，如黄瓜及西红柿，多吃一些蔬菜也可以增加维生素和食物纤维的摄入，收到同样的效果。

掌握了以上要点，糖尿病患者就可以利用检测吃水果和不吃水果时空腹和餐后 2 小时血糖的变化情况，摸索吃水果的种类及数量对自己血糖的影响，从而了解自己是否能吃某种水果，吃多少合适。

6. **无糖食品多吃无妨**  严格地讲，"无糖食品"这个名称十分不科学。糖的概念非常广泛。糖在营养学上又称为碳水化合物，是单糖、双糖和多糖的总称。葡萄糖、果糖属于单糖，蔗糖、乳糖以及麦芽糖属于双糖，我们平时吃的米、面中的淀物属于多糖。而市场上的"无糖食品"，通常指的是不含蔗糖或用其他的甜味剂如木糖醇替代蔗糖的食品，如无糖饼干、无糖面包、咸面包以及咸饼干等。这些"无糖食品"主要由粮食做成，主要成分是淀粉，同米饭、馒头一样。淀粉经过消化分解后，会在体内转化成大量葡萄糖而导致血糖升高，其中可能含有其他的糖类，如果糖及乳糖等。有些糖尿病患者由于不加节制地食用"无糖食品"，出现了血糖上升及病情反复的情况。

"无糖食品"不可无限量地吃，这类食品仍然应计算入总热量范围内，若食用无糖食品之后血糖明显升高，应该停用。

"无糖食品"无任何降糖疗效，糖尿病患者必须清楚这一点。"无糖食品"的原料仍然为面粉，只是用甜味剂代替了蔗糖，仅起到改善口感及提高生活质量的作用。治疗糖尿病应以药物治疗为主，配合其他饮食及运动等疗法。

7. **尿多，少饮水**  许多糖尿病患者误认为"多饮、多尿"是由于喝水过多引起的，只要少喝水，就可以控制多饮多尿症状，于是就盲目地控制饮水量，即使口渴也不愿喝水或尽量少喝水。其实这是一种错误的做法。这样虽然表面上看多饮多尿症状减轻，但是实际上却会使血容量减少，血糖值反而升高了，病情会更加严重。多尿是糖尿病"三多一少"的症状之一，多尿并非体内水多，而是血糖高所致。改善多尿的根本办法就是控制好血糖。

糖尿病患者不但不能限制饮水，还应适当地多饮水。由于糖尿病患者胰岛素绝对或相对不足，处于高血糖状态，会刺激下丘脑的渴感中枢而致口渴，饮水后可以使血浆渗透压下降或恢复正常，起到降血糖的作用，使患者不再口渴。若限制饮水，就会加重高渗状态，对病情非常不利。控制多尿，要从控制高血糖入手，而不能控制饮水。

因此，糖尿病患者应该多饮水，不要等口渴了才饮水。不过，当患者有严重肾功能不全、尿少以及水肿等症状出现时，要适当控制饮水。

8. **吃多后增加药量就可控制血糖**  糖尿病患者有时耐不住饥饿，忍不住会多吃，饭后他们采取自行加大原来服药剂量的方法，误认为进食量增加了，多吃点降糖药可把多吃的食物抵消。实际上，这样做不但使饮食控制形同虚设，而且加重了胰腺负担，还增加了低血糖及药物不良反应发生的可能性，非常不利于病情的控制和血糖的稳定。

9. **限制动物油，多吃植物油**  通常我们食用的脂肪分为两大类：一类是动物性脂肪，如烹调用的牛油、猪油以及羊油等，还有肉、乳、蛋中的脂肪，这类脂肪除鱼油外，含饱和脂肪酸较多，可使血清胆固醇升高；另一类是植物油，包括花生油、豆油、芝麻油、菜子油以及玉米油等，植物油除椰子油外，含不饱和脂肪酸多，有降低血清胆固醇的作用。可以看出，植物油能使血清胆固醇降低，适合糖尿病患者食用，但是值得注意的是，植物油并不是吃得越多就越好。

有些糖尿病患者虽然每天都能很好地限制主食与副食的摄入量，但仍不能有效地控制血糖。这是为什么？仔细分析后才发现，原来是他们每天都超量地摄入食用油，导致总热量摄入过多。许多糖尿病患者都知道吃猪油及牛油等动物油有害，但是认为多吃植物油则无妨，其实这是一个很大的误区。

其实，无论动物油还是植物油均含有脂肪，脂肪是高热量食品。若脂肪的摄入量控制不佳，每天总热量的摄入量就会超标，就会出现高血糖。另外，长期过量地摄入脂肪，会使患者体重增加，致使其体内胰岛素的敏感性下降。相对来说，植物油比动物油好，但也不能随便吃。目前中国人的饮食结构发生了很大变化，动物食物摄入量有较大上升，但是即便是瘦肉也含10%左右的动物脂肪。另外，烹调油摄入急剧增加，很多人每天已经超过50克。脂肪摄入过多，是导致我国居民糖尿病和其他一系列胰岛素抵抗综合征的代谢性疾病增加的主要原因。

另外，植物油含不饱和脂肪酸高，在体内易氧化，产生过氧化物质与自由基。自由基损伤细胞膜，除加重糖尿病及其并发症之外，也会增加致癌的危险。

营养专家提出，正常人每天植物油摄入应在25克以下。糖尿病患者和胰岛素抵抗综合征患者应限制在20克以下。

10. 注射胰岛素后不需要控制饮食　这种观点是完全错误的。因为胰岛素治疗的目的是为了平稳地控制血糖，胰岛素的使用量必须在饮食固定的基础上才可以调整，如果不控制饮食，血糖会更加不稳定。因此，胰岛素不但需要配合饮食调养，而且非常必要。

# 第二章　降糖饮食方

## 第一节　主　食　方

主食是以稻米、糯米、玉米面、小麦面粉、黄豆面等米面主粮为基本原料，再加入一定量的药物经加工而制成的米饭及糕点等。

### 八珍糕

【原料】人参10克，山药30克，茯苓30克，白术30克，莲肉30克，薏苡仁30克，白扁豆30克，米粉500克。

【制作】将前7味食材共研细粉，加入米粉拌匀，加水做成糕，蒸熟。

【用法】作主食食用。

【功效】补肾固精，健脾祛湿。适用于各种类型的糖尿病患者。

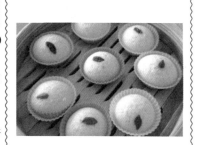

### 荞麦凉面

【原料】荞麦面条100克，熟牛肉50克，黄瓜、西红柿各20克。生抽、醋、香油、辣酱。

【制作】将荞麦面条用清水煮熟，过凉开水，沥干，装盘，加适量香油拌一下，防止黏在一起。熟牛肉、西红柿分别切片，黄瓜切小块。将生抽、醋、香油、辣酱一起加凉开水，调制成酱汁。将酱汁浇在拌好的面条上，拌匀，再在面条上放上牛肉片、西红柿片及黄瓜块。

【用法】佐餐食用。

【功效】清热解毒，补虚健脾。适用于糖尿病患者。

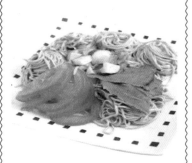

### 荞麦饼

【原料】荞麦面250克，粗麦粉100克，天花粉50克，薏苡仁60克。葱花、姜末、食盐、植物油适量。

【制作】将荞麦面、粗麦粉、天花粉、薏苡仁打粉拌匀，加水、香油、葱花、姜末、食盐等拌匀，调成糊状。将油锅烧至六成热，将面糊逐个煎成松脆圆饼。

【用法】作主食食用。

【功效】清热解毒，补虚健脾，降糖降脂。适用于各种类型的糖尿病患者，特别适合于合并便秘的中老年糖尿病患者。

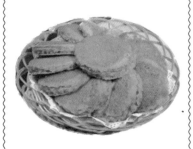

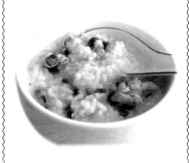

### 淡菜粳米饭

【原料】淡菜100克，鲜姜10克，料酒5克，豆豉5克，花生油5克，粳米100克。

【制作】将淡菜拣净，浸软，用料酒、花生油、豆豉及姜汁浸腌。粳米按常规煮成饭，将淡菜捞出，摆在饭上，再用小火焖至熟烂，拌匀。

【用法】作主食食用。

【功效】益五脏，补精血，止虚汗。适用于各种类型的糖尿病患者。

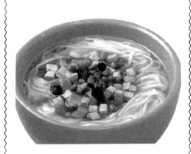

### 黄精荞麦面

【原料】荞麦挂面100克，黄精30克，豆腐干50克。葱、姜、蒜、食盐、鸡汤、食用植物油。

【制作】黄精洗净，切成碎丁。豆腐干切丁。蒜去蒜衣，切末。姜去皮，切末。葱切葱花。锅内倒入食用植物油加热，放葱花、姜末煸香，加入黄精丁、豆腐干丁，熘炒片刻，加鸡汤适量，再加蒜末、食盐等调料，盛起作为面汤料。另起锅，放入适量清水，煮沸后将荞麦面下入沸水中，煮至熟透，捞起放入面汤料中。

【用法】佐餐食用。

【功效】滋阴补血，止渴降糖。适用于糖尿病患者。

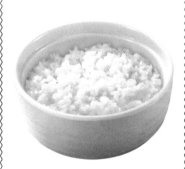

### 杜蒲银杏饭

【原料】杜仲10克，石菖蒲8克，籼米150克，白果仁粉5克。

【制作】将前3味食材洗净，取一煮锅，放入杜仲、石菖蒲，加水250毫升，用慢火煎煮，待药液煎至约50毫升时停火，取液倒入蒸锅，并加入淘洗好的籼米及适量水，将蒸锅置于旺火上煮沸，加入白果粉，改慢火煮熟。

【用法】作主食，一餐食用。

【功效】降糖，降脂，降压。适用于糖尿病并发脑动脉硬化、高血压、高血脂、阿尔茨海默病（老年痴呆）等症。

### 芦笋兔肉炒饭

【原料】芦笋 100 克、嫩玉米粒 100 克，大米饭 200 克，净兔肉 75 克。葱、姜汁、葱花、啤酒、食盐、水淀粉、食用植物油。

【制作】把兔肉切丁，加葱姜汁、食盐、啤酒拌匀，水淀粉上浆。芦笋切丁。锅上火倒入油烧热，先将兔肉下锅炒熟盛出。锅继续上火倒入油烧热，投入玉米粒、芦笋丁炒至断生，调味后盛出。净锅上火倒入油烧热，下葱花炸香，放入大米饭略炒，再下兔肉丁、玉米粒、芦笋丁翻炒均匀，待米饭入味，出锅装盘。

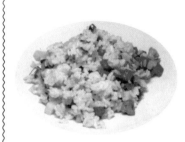

【用法】佐餐食用。

【功效】清热利尿，抗癌降压。适用于各种类型的糖尿病患者。

### 黄鳝饭

【原料】黄鳝肉 100 克，姜汁 10 毫升，花生油 5 克，食盐 5 克，粳米 100 克。

【制作】黄鳝肉洗净，切成段。粳米淘洗干净。将黄鳝肉放入碗中，调入姜汁、花生油、食盐。粳米按常规煮至饭将熟时，再将黄鳝肉取出放于米饭表面，用小火煮熟。

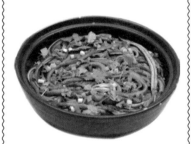

【用法】作主餐食用。

【功效】补阴血，健脾胃。适用于各种类型的糖尿病患者。

### 莲子茯苓糕

【原料】莲子、茯苓、麦冬各等份，桂花适量。

【制作】莲子温水泡后去皮、心。茯苓切片。将前 3 味食材研磨成细粉，加水揉和，制成糕坯，撒上桂花，上笼蒸 20 分钟。

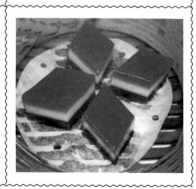

【用法】作早、晚餐主食或作点心食用。

【功效】健脾宁心，滋阴降糖。适用于脾气虚弱、心阴不足型糖尿病患者。

## 山药汤圆

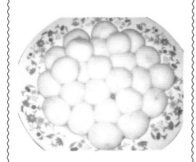

【原料】糯米粉 500 克，山药 150 克，澄面粉 100 克，生甘草粉 20 克。胡椒粉少许。

【制作】山药去皮，洗净，剁成碎末，放入大碗内，入蒸锅蒸熟，取出后加入甘草粉和少许胡椒粉拌匀制成馅待用。将糯米粉用温水拌和后，揉成面团，再将澄面粉打成熟芡与面团一起揉透，然后搓成条，揪成汤圆剂子，再包入山药馅，收好口搓成圆球形，入沸水锅中小火煮熟。

【用法】佐餐食用。

【功效】补脾益肾，润肠生津。适用于脾虚食少、肾精亏损、体弱消瘦、糖尿病等患者。

## 粟米糕

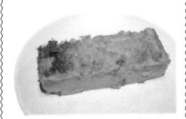

【原料】粟米 500 克，黄豆粉 300 克。

【制作】粟米洗净，晒干，研磨成粉。将以上配料加水及适量碱水揉和，平铺于蒸笼上，表面撒上黑芝麻，淋上香油少许，大火蒸 30 分钟，待熟后取出切块。

【用法】作主食食用。

【功效】清热祛烦，补虚止渴。适用于各种类型的糖尿病患者。

## 菟丝鸡蛋饼

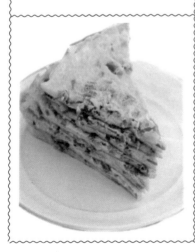

【原料】菟丝子 30 克，面粉 200 克，鸡蛋 1 个。食盐 10 克，葱花 10 克，食用植物油 10 克。

【制作】菟丝子研为细末。将以上配料前 5 味食材拌匀，加清水适量调成糊状。锅内加入植物油，用大火烧至六成热时，将菟丝子糊匀制成饼状，放入锅内，用中火将其两面煎黄。

【用法】作主餐食用。

【功效】滋补肝肾。适用于各种类型的糖尿病患者。

### 一品山药饼

【原料】山药 500 克，面粉 150 克。核桃仁、什锦果料、食用植物油、芡粉适量。

【制作】山药洗净、去皮、煮熟、切碎。将山药加入面粉揉成面团，制成圆饼状，上置核桃仁、什锦果料，上笼蒸 20 分钟。出锅后淋上已加热过的食用植物油和芡粉。

【用法】作早点或夜宵食用，每日 1 次，每次适量。

【功效】滋阴补肾。适用于肾阴亏虚型糖尿病患者。

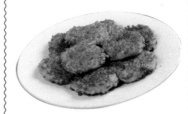

### 南瓜饼

【原料】青嫩南瓜 50 克，面粉 100 克。

【制作】青嫩南瓜煮熟，剥去皮，捣烂。将南瓜与面粉共揉成饼，蒸熟。

【用法】作主食食用。

【功效】降低血糖。适用于各种类型的糖尿病患者。

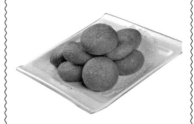

### 双瓜馅饼

【原料】南瓜 250 克，嫩丝瓜 350 克。葱 10 克，食盐 8 克，花生油 10 克，面粉 650 克。

【制作】取 500 克面粉加水和成面坯，稍放待面醒之后备用。另用清水将两种瓜菜洗净，削去外皮切成细丝放进调馅盆内，加 5 克食盐拌匀，挤出水分，剁碎之后再放进盆内，并加入葱末、食盐以及花生油搅拌均匀制成馅料备用。把醒好的面揉成团，再分为 10 个小剂子，将面剂按扁，擀成直径为 15 厘米的圆薄皮，把菜馅均匀地摊在面片的半片上，折过另半片空白面片覆盖在菜馅上，压实菜饼的周边，通过平底锅以慢火烙熟。

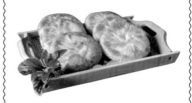

【用法】作主食配餐食用，每餐 100~200 克。

【功效】止渴充饥，降低血糖。适用于 2 型糖尿病患者的辅助调养。

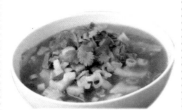

### 山药羊肉鸡蛋面

【原料】山药粉 100 克，面粉 250 克，豆粉 10 克，鸡蛋 1 个，羊肉适量。葱花、姜末、食盐适量。

【制作】将前 4 味食材和食盐加水和好，揉面，切条，入沸水中煮沸。羊肉丁炒透，加姜末、葱花、食盐，拌入面条。

【用法】作主食食用。

【功效】健脾补肺，固肾益精。适用于脾胃虚弱、肾阴亏虚型糖尿病患者。

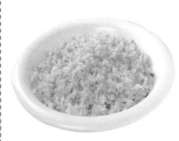

### 苡仁蛋炒饭

【原料】薏苡仁 30 克，鸡蛋 1 个。食盐 2 克，葱花 3 克，花生油 10 克，粳米 100 克。

【制作】将薏苡仁、粳米按常规煮成饭。再将鸡蛋打入碗中，加入食盐、葱花、花生油拌匀，倒在已煮熟的饭上，煮 5 分钟。

【用法】作主食食用。

【功效】清热利湿，补气益血。适用于各种类型的糖尿病患者。

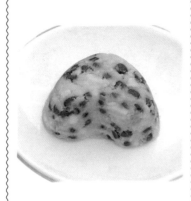

### 山药泥

【原料】山药 200 克，豆沙 150 克，京糕 100 克，水淀粉 50 克，食盐 2 克。

【制作】把山药粉碎成细末，加食盐 2 克，加水少许，搅拌成细泥。京糕加工成细泥，另置碗内，加少许食盐拌匀，豆沙另置碗中，均上笼蒸熟，取出待用。将炒锅置火上，加清水少许，用水淀粉勾成汁，浇在三泥面上。

【用法】作早餐食用。

【功效】健脾和胃，降低血糖。适用于各种类型的糖尿病患者。

### 山药芝麻糕

【原料】山药 200 克，薏苡仁 100 克，黄精 50 克，黑芝麻 500 克，葛根粉 50 克，黄芪 50 克，天花粉 50 克。食用植物油适量。

【制作】将前 4 味食材配料洗净，晒干，共研为细粉，加入葛根粉拌匀成糕粉。将黄芪、天花粉洗净，加水煎，滤取浓汁，与糕粉拌匀，加水适量及植物油，揉成面团，糕模定形，上笼蒸 20 分钟。

【用法】作早餐或夜宵用。

【功效】滋补肝肾，生津润燥，止渴降糖。适用于肾阴亏虚型糖尿病患者。

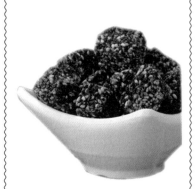

### 丝瓜馅饼

【原料】嫩丝瓜 350 克，南瓜 250 克。葱 10 克，食盐 9 克，花生油 10 克，面粉 650 克。

【制作】取面粉 500 克，加水和出面坯，醒面备用。丝瓜、南瓜去皮，切细丝，放入调馅盆中，加食盐 5 克拌匀，挤出水分，剁碎后放盆中，加葱末、食盐、花生油，搅拌均匀，制成馅料。将醒好的面揉成团，分为小剂子，将面剂按扁，擀成圆皮儿，将菜馅摊在面片上、包瓤、压实周边，摆放平底锅内，慢火烙熟。

【用法】作主食或配餐用，每餐 100~200 克。

【功效】止渴充饥，降低血糖。适用糖尿病诸症。

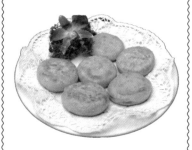

### 花粉绿豆饭

【原料】松花粉 10 克，绿豆 20 克，粳米 100 克。

【制作】先将松花粉用箩筛过，去除松叶等杂质待用。另将绿豆、粳米淘洗干净，取蒸锅放入绿豆、粳米，加水 500 毫升煮沸，加进松花粉改慢火煮熟。

【用法】作主食，一餐食用。

【功效】降糖，软坚。适用于糖尿病并发高血压、动脉硬化等症。

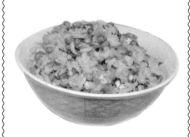

# 第二节　粥　羹　方

药粥是以各种食品为基本原料，再配上一定比例的中药，经煮制而成的粥类食品。药粥制作方便，非常适合家庭操作，是一种老幼皆宜、值得推广的药膳饮食。

糖尿病患者并非不能喝粥，而要看喝的是什么粥。如果粥的原料中豆类占一半以上，则不必过于担心。如果是以粗粮和豆类为主料，则比食用白米饭、白馒头还好。煮粥时在充分煮熟的基础上，要注意尽量保持豆子的完整性。豆粒和米粒的完整性越好，消化速度越慢，血糖上升也越慢。需要注意的是糖尿病肾病患者不宜食用豆类，可选用杂粮粥。

专家提醒，虽然糖尿病患者可以喝粥，但还是要控制好量，同时要注意减少主食，使每天摄入的总热量保持不变。另外，还要记得时刻监测血糖。

糖尿病患者的喝粥小技巧：

1. 如果您喜欢喝大米粥，可以搭配一些馒头片。

2. 如果您胃肠道没问题，可以在喝粥前吃 1～2 片阿卡波糖片以延缓糖的吸收。

3. 如果肾功能已经不好了，就不要喝八宝粥了，因为八宝粥含植物蛋白比较多，会增加肾脏的负担。

4. 如果在用胰岛素治疗期间，则注射时间需要再提前一些。中午最好不喝粥。

5. 此外，喝粥吸收快，您可以分餐，也就是说先吃 2/3，2 小时后再喝 1/3，这样血糖的波动就会小一些。

有研究数据表明，单喝大米粥时，在健康人中测定的血糖指数可高达 102，而加水煮烂的红小豆只有 24；一半红小豆加上一半精白米的混合粥，血糖指数就能降到 73；可见需要控制血糖的人更适合喝加入豆类的谷豆混合粥。

因此，为了严格控制餐后血糖反应，糖尿病患者喝粥须使用一半以上的杂豆原料，包括红小豆、绿豆、芸豆、豌豆、蚕豆、鹰嘴豆、小扁豆等，因为按照同样淀粉含量相比，它们的餐后血糖反应特别低，多在 30 以下。花生、芝麻、莲子、百合等也都是低血糖反应食材。不要加入糯米、白米、大黄米、黏小米这类血糖反应过高的食材，少加枣和葡萄干等甜味食材，更不要加糖。宜用燕麦、大麦来增加黏稠感，因为它们富含有利于控制血脂和血糖的 β-葡聚糖，餐后血糖反应较低。

## 燕麦南瓜粥

【原料】燕麦 30 克，大米 50 克，南瓜 200 克。葱花、食盐。

【制作】南瓜洗净，削皮，切成小块。大米洗净，用清水浸泡 30 分钟。砂锅内放入大米，加适量清水，大火煮沸后转小火煮 20 分钟，放入南瓜块，小火煮 10 分钟，加入燕麦，继续煮 10 分钟，熄火后加入食盐、葱花。

【用法】佐餐食用。

【功效】滑肠通便，排毒养颜。适用于糖尿病患者。

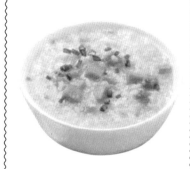

## 甘草山药粥

【原料】粳米 100 克，新鲜山药 75 克，生甘草 5 克。

【制作】将粳米淘洗干净，用清水浸泡约 30 分钟。山药去皮，洗净，切成滚刀块或薄片。甘草切成小片。将粳米、甘草放入锅中，添加适量清水如常法煮粥，待米煮开花时，放入山药，待粥成时。

【用法】佐餐食用。

【功效】益气健脾，护肝养胃，降糖。适用于慢性胃炎、慢性肝炎、胃功能性消化不良、糖尿病患者。

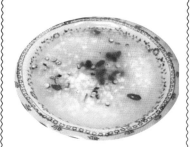

## 白茯苓粥

【原料】白茯苓粉 15 克，粳米 100 克。食盐 2 克，胡椒粉 3 克。

【制作】将粳米淘洗干净，加入茯苓粉，放入锅内，加水适量，置灶上，先用武火烧开，后移文火，煎熬至米烂。放入食盐、胡椒粉。

【用法】早餐食用。

【功效】健脾利湿，降血糖。适用于各种类型的糖尿病患者。

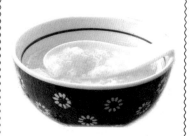

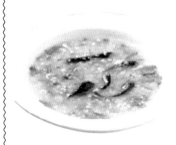

### 韭菜海参粥

【原料】大米 100 克，韭菜、海参各 60 克。食盐适量。

【制作】海参浸泡片刻，洗净，切丁。韭菜洗净，切碎。大米洗净，浸泡 30 分钟待用。锅内加入适量清水，加入韭菜碎、海参丁、大米煮成粥。粥成时加食盐调味。

【用法】佐餐食用。

【功效】滋阴补肾，壮阳益精，养心润燥。适用于糖尿病患者。

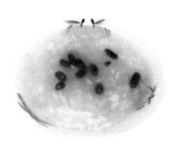

### 枸杞山药粥

【原料】新鲜山药 100 克，粳米 100 克，枸杞子 10 克。

【制作】将粳米淘洗干净，用清水浸泡约 30 分钟。山药去皮，洗净，切成丁或片。枸杞子用清水泡软待用。将粳米放入锅中，加入适量清水如常法煮粥，煮沸时，放入山药，待粥将成时，再加入枸杞子略煮。

【用法】佐餐食用。

【功效】补肾，健脑，降糖。适用于脑动脉硬化、脑萎缩、糖尿病、高血压等患者。

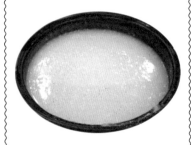

### 车前子粥

【原料】车前子 15~30 克，粳米 100 克。

【制作】将车前子用布包好后煎汁，再将粳米入煎汁中同煮为粥。

【用法】每日 2 次，早晚温热食用。

【功效】健脾祛湿，化痰止咳。适用于糖尿病并发气管炎属脾虚湿盛患者。

## 牡蛎稀粥

【原料】牡蛎 500 克，糯米 150 克。五花肉 50 克，干葱头 10 克，鲜蒜 50 克。胡椒粉、酱油、食用植物油、食盐。

【制作】糯米洗净，浸泡 30 分钟。牡蛎浸水 2 小时，待其吐净沙后洗净，五花肉洗净，切薄片。干葱头、鲜蒜切粒状。锅置大火上，加食用植物油烧热，入干葱头粒煸炒至金黄色，起锅倒入碗内。锅内加少许食用植物油，入干葱头爆油。砂锅内加适量清水煮沸，入糯米，大火煮沸，再入牡蛎肉、五花肉片，煮至糯米刚熟透，入食盐、酱油搅匀，转小火煮至粥成。食时淋葱头油、撒鲜蒜和胡椒粉。

【用法】佐餐食用。

【功效】平肝潜阳、镇惊安神。适用于糖尿病患者。

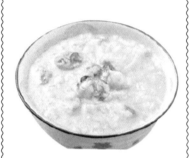

## 黑芝麻杏仁米粥

【原料】黑芝麻粉 75 克，杏仁 20 克，粳米 100 克，生甘草 5 克。

【制作】将粳米淘洗干净，用清水浸泡约 30 分钟。杏仁用水浸泡后，去皮尖，然后研成末待用。甘草切成小片或煎水取汁待用。粳米、甘草、杏仁末放入锅中，添加适量清水大火烧开，转小火煮至粥将要成时，调入黑芝麻粉（黑芝麻也可，黑芝麻粉效果更佳）稍煮片刻。

【用法】佐餐食用。

【功效】润肺定喘，生津止渴，润肠通便，降糖。适用于糖尿病伴咳嗽、咳痰等呼吸道症状，或合并有肺结核等患者。

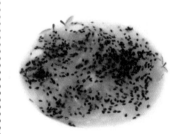

## 大蒜粥

【原料】紫皮大蒜 30 克，绿豆 30 克，小米 100 克。

【制作】大蒜去皮，绿豆、小米淘净，放入砂锅内，加水适量，文火煮粥。

【用法】每日 1 剂，早、晚分食。

【功效】降低血糖、血脂，消炎止泻。适用于糖尿病诸症以及糖尿病肠病患者。

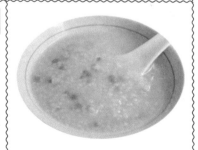

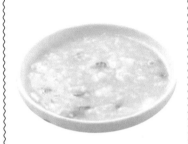

## 绿豆白菜粥

【原料】去皮绿豆 60 克，白菜心 100 克，粳米 150 克，食盐。

【制作】去皮绿豆洗净，用冷水浸泡 1 小时。白菜心洗净，切粒；粳米洗净，用冷水浸泡 30 分钟。砂锅内加入适量清水，中火煮沸，放入去皮绿豆、粳米，转小火煮约 40 分钟。下入白菜心粒，调入适量食盐，用小火煮 8 分钟。

【用法】佐餐食用。

【功效】降血脂。适用于糖尿病患者。

## 萝卜鳝鱼粥

【原料】新鲜萝卜 250 克，活黄鳝 250 克，粳米 100 克。葱、姜汁、葱花、姜末、胡椒粉、食盐、料酒、食用植物油。

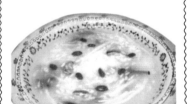

【制作】将粳米淘洗干净，用清水浸泡约 30 分钟。黄鳝宰杀，去骨，洗净，切成丝，加入葱姜汁、食盐、料酒拌匀，腌渍片刻。萝卜洗净，切成丁待用。锅上火倒入油烧热，投入鳝鱼丝滑油至熟，倒入漏勺沥油待用。将粳米放入锅中，添加适量清水如常法煮粥，待米煮开花时放入萝卜丁、鳝鱼丝，加入食盐、姜末、食用植物油，小火继续煮至粥成时，撒入葱花，用胡椒粉调味。

【用法】佐餐食用。

【功效】消食导滞，止消渴，降血压。适用于糖尿病、高血压等患者。

## 枸杞银耳羹

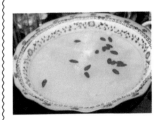

【原料】水发银耳 100 克，枸杞子 40 克。

【制作】银耳去除根蒂，洗净，撕成小朵。枸杞子冲洗干净，用清水浸泡待用。银耳放入砂锅中，添加适量清水大火烧开后，转小火炖煨约 40 分钟，再加入枸杞子继续炖煨至浓稠。

【用法】佐餐食用。

【功效】润肺生津，滋阴补胃，降糖降脂。适用于高脂血症、糖尿病伴肝功受损、病毒性肝炎患者。

### 冬瓜皮黑豆粥

【原料】黑豆 50 克，大米 100 克，冬瓜皮 90 克。食用植物油、食盐适量。

【制作】将冬瓜皮洗净，切片，用干净纱布包好。黑豆洗净，浸泡 1 小时。大米洗净，浸泡 30 分钟。砂锅内加适量清水煮沸，放入冬瓜皮纱布袋、黑豆煎煮约 20 分钟。拣出冬瓜皮纱布袋，加入大米，转小火煮至粥成，加适量食用植物油、食盐调味。

【用法】佐餐食用。

【功效】利水消肿，消热解渴，消肿下气，润肺燥热。适用于糖尿病患者。

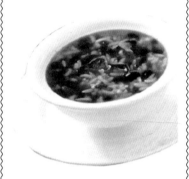

### 胡萝卜粥

【原料】粳米 100 克，新鲜胡萝卜 100 克。

【制作】将粳米淘洗干净，用清水浸泡约 30 分钟。胡萝卜洗净，切成小丁。将粳米放入锅中，加入适量清水烧开，待米煮开花时，放入胡萝卜丁继续烧开，转小火煮约 10 分钟。

【用法】佐餐食用。

【功效】健胃，补脾，助消化。适用于夜盲、高血压、糖尿病患者。

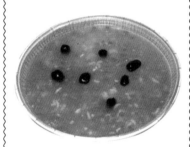

### 百合绿豆粥

【原料】百合 20 克，绿豆 50 克，粳米 150 克。

【制作】将百合、绿豆洗净，去泥沙。粳米淘洗干净。将绿豆、百合、粳米同放锅内，加水 600 毫升，置武火烧沸，再用文火煮 35 分钟。

【用法】早餐食用。

【功效】清暑生津，调节血糖。适用于暑日烦渴、疮毒疖肿、高血糖等患者。

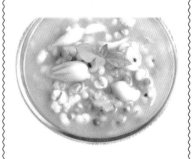

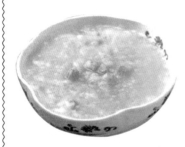

### 板栗核桃粥

【原料】核桃仁 50 克，板栗 50 克，大米 100 克。食盐。

【制作】将板栗、核桃仁切成粒。大米用清水洗净。砂锅内放适量清水，用中火煮沸，下入大米，大火煮沸，改小火煮至米开花。加入板栗、核桃仁粒，再煮 20 分钟，加入食盐拌匀。

【用法】佐餐食用。

【功效】补中益气，健脾养胃，益精强志。适用于糖尿病患者。

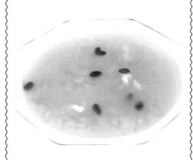

### 萝卜豆腐粥

【原料】粳米 100 克，新鲜萝卜 150 克，豆腐 100 克。葱花、姜末、食盐、食用植物油。

【制作】将粳米淘洗干净，用清水浸泡约 30 分钟。豆腐冲洗干净，切成小方块。萝卜洗净，切成丁待用。将粳米放入锅中，添加适量清水如常法煮粥，待米煮开花时放入萝卜、豆腐，再加入食盐、姜末、食用植物油，小火继续煮至粥成时，撒入葱花调味。

【用法】佐餐食用。

【功效】消食导滞，止消渴，降压，利尿。适用于糖尿病、高脂血症、高血压等患者。

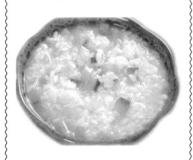

### 冬瓜粳米粥

【原料】新鲜连皮冬瓜 100 克，粳米 50 克。

【制作】新鲜连皮冬瓜洗净，切成小块。粳米淘洗干净，如常法加水同煮成粥。

【用法】每日 1 剂，作早、晚餐代主食食用。

【功效】健脾利水，清热止渴。适用于脾虚湿盛型糖尿病患者。

## 黑芝麻粥

【原料】黑芝麻 40 克，粳米 60 克。食盐适量。

【制作】将黑芝麻洗净，捞出沥水。炒锅置火上，烧热后放入黑芝麻炒香，加食盐炒匀，取出，碾末待用。将粳米淘洗干净，放入砂锅，加适量清水，大火煮沸，转中小火煮至成粥，调入黑芝麻末和黑芝麻，拌煮，待散发芝麻香气后即可。

【用法】佐餐食用。

【功效】养血，润燥。适用于糖尿病患者。

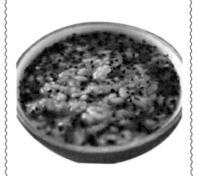

## 绿豆海带粥

【原料】粳米 100 克，绿豆 50 克，水发海带 100 克。

【制作】将粳米淘洗干净，用清水浸泡约 30 分钟。绿豆淘洗干净。海带洗净，切成碎粒。砂锅上火放入绿豆、适量清水烧开，待绿豆煮至半熟时，加入粳米继续煮，待粥将成时，再加入切碎的海带，小火煮至海带熟透。

【用法】佐餐食用。

【功效】清热利湿，降压，降脂，降糖。适用于高血压、高脂血症、糖尿病、冠心病患者。

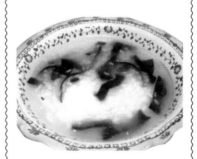

## 萝卜糯米粥

【原料】新鲜白萝卜 750 克，糯米 10 克。

【制作】新鲜白萝卜洗净，切成薄片，捣碎取汁，每次 100 毫升。糯米淘洗干净。加水如常法煮成粥。

【用法】每日 1 剂，作早、晚餐代主食温热服用。

【功效】止渴利浊行气。适用于各种类型的糖尿病患者。

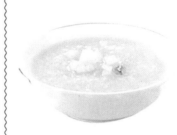

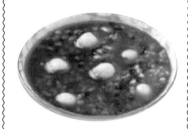

### 莲子紫米粥

【原料】紫米、干莲子、大米、糙米各 50 克。食盐。

【制作】干莲子洗净，用清水浸泡 2 小时，抽去莲子心。紫米、大米和糙米淘洗干净，用清水浸泡 30 分钟。砂锅内加适量清水，大火煮沸，放紫米、大米和糙米，煮沸，转小火煮 40 分钟至米粒软烂。放入莲子，继续煮 20 分钟至粥成，加食盐适量调味。

【用法】佐餐食用。

【功效】养心安神，补血健脾。适用于糖尿病患者。

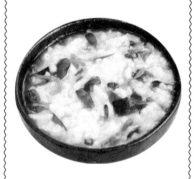

### 马齿苋粥

【原料】鲜马齿苋 60~100 克，小米 120 克。

【制作】将马齿苋洗净，切成小段备用。把小米淘净放入锅内加水适量，并加入备好的马齿苋，共熬成粥。

【用法】早、晚各食 1 次。

【功效】清热解毒，降低血糖。适用于糖尿病肠病以及急性肠炎、痢疾。

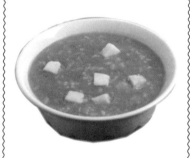

### 南瓜山药粥

【原料】南瓜 50 克，山药 30 克，粳米 100 克。

【制作】南瓜、山药洗净，切成小丁，与粳米共煮成粥。

【用法】供佐餐食用，每日 1~2 次。

【功效】健脾，益气，止渴。适用于各种类型的糖尿病患者。

### 紫米生菜粥

【原料】紫米 100 克，胚芽米 160 克，生菜 100 克。甘薯 50 克，银鱼 20 克，食盐适量。

【制作】紫米、胚芽米洗净，放入水中浸泡 6 小时。甘薯去皮，切丁。生菜洗净，切丝。银鱼洗净。砂锅内加适量清水，倒入紫米、胚芽米，转小火煮约 20 分钟，下甘薯丁，续煮 20 分钟。加生菜丝、食盐煮沸，加入银鱼煮熟。

【用法】佐餐食用。

【功效】补气益气，暖脾胃。适用于糖尿病患者。

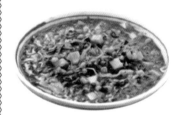

### 麦片枸杞粥

【原料】大麦片 100 克，枸杞子 20 克。

【制作】大麦片用适量水稍浸泡。枸杞子洗净，用温水泡至回软待用。大麦片放入锅中，添加适量开水烧沸，随即放入枸杞子略煮。

【用法】佐餐食用。

【功效】健脾开胃，益精明目，降糖降脂。适用于糖尿病、高血压、脂肪肝、高脂血症、慢性胃炎等患者。

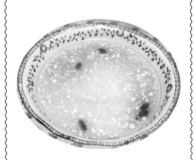

### 燕麦山药粥

【原料】燕麦片 50 克，鲜山药 10 克。

【制作】鲜山药洗净去皮，与燕麦加水共煮成粥。

【用法】每日 1 剂，作早餐代主食食用。

【功效】健脾补肾。适用于脾肾两虚型消渴证患者。

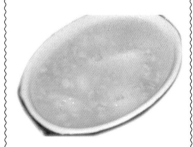

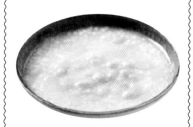

### 黄豆小米粥

【原料】小米 100 克，黄豆 100 克。食盐适量。

【制作】小米、黄豆洗净，一半小米磨粉，一半黄豆磨成豆浆。锅中加清水煮沸，放入未磨碎的小米、黄豆煮熟，放入黄豆浆，煮沸后，放入小米粉，小火熬至烂熟。加入食盐调味，搅拌均匀。

【用法】佐餐食用。

【功效】补虚养身。适用于糖尿病患者。

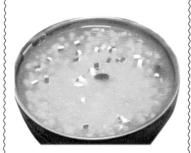

### 芹菜豆腐干粥

【原料】新鲜芹菜 100 克，粳米 100 克，豆腐干适量。食盐、食用植物油适量。

【制作】将粳米淘洗干净，用清水浸泡约 30 分钟。芹菜择洗干净，切成小段。豆腐干用水冲洗干净，切成丁待用。将粳米放入锅中，添加适量清水如常法煮粥，待米煮开花时，投入芹菜、豆腐干，待粥稠时，再加入食盐、食用植物油调味。

【用法】佐餐食用。

【功效】固肾利尿、清热平肝。适用于高血压、糖尿病等患者。

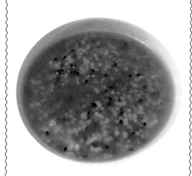

### 黑芝麻小米粥

【原料】黑芝麻 30 克，小米 100 克。

【制作】将黑芝麻淘洗干净，晒干，放入铁锅，用小火或微火炒熟出香，研成细粉末，备用。将小米淘洗干净，放入砂锅，加适量水，先用大火煮沸，再改用小火煨煮 1 小时，待小米酥烂粥稠时调入黑芝麻。

【用法】早晚分食。

【功效】补益肝肾，润燥止渴，降血糖。适用于肾阴亏虚、胃燥津伤型糖尿病，特别适用于中老年糖尿病患者伴发自主神经功能紊乱所致的便秘。

### 小米山药粥

【原料】鲜山药100克，小米100克。食盐适量。

【制作】山药洗净，切片，放入食盐水中浸泡，捞起沥干水分。小米洗净待用。锅置火上，将山药片、小米放入锅中，加适量清水，用大火煮沸，转小火煮约30分钟，至粥稠、软烂。待粥煮熟后加适量食盐调味。

【用法】佐餐食用。

【功效】健脾止泻，消食导滞。适用于糖尿病患者。

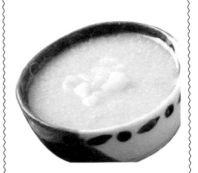

### 芹菜粥

【原料】芹菜100克，粳米100克。

【制作】将粳米淘洗干净，用清水浸泡约30分钟。芹菜择洗干净，切成碎末待用。将粳米放入锅中，加入适量清水如常法煮粥，待粥成时，加入芹菜末，搅匀略煮。

【用法】佐餐食用。

【功效】平肝清热，祛脂降压。适用于高血压、动脉硬化、血尿、糖尿病等患者。

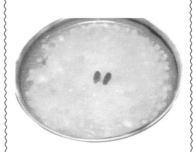

### 葛根粉粥

【原料】葛根粉30克，粳米100克。

【制作】将新葛根洗净切片，经水磨后澄取淀粉，晒干备用。用时先以水将米浸一夜，滤出，与葛根粉同煮粥。

【用法】作主食食用。

【功效】清热生津，止渴，降血压。适用于糖尿病伴高血压、冠心病、心绞痛患者。

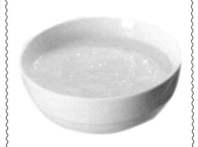

## 荷香绿豆薏米粥

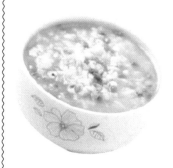

【原料】薏米 50 克，香米 100 克，绿豆 50 克。鲜荷叶 1 张，食盐适量。

【制作】绿豆、薏米和香米洗净，绿豆、薏米分别浸泡 30 分钟。荷叶洗净，入凉水中浸泡 30 分钟或入沸水中汆 1 分钟。砂锅内放绿豆、香米，加适量清水，大火煮沸，加入薏米，转小火煮 2 小时至软烂。荷叶剪下一圈围，把中间圆形部分当作锅盖，剪下的外围放入锅内与粥一起煮 30 分钟，加食盐调味，捞出荷叶去掉。

【用法】佐餐食用。

【功效】清热解毒，凉血散淤。适用于糖尿病患者。

## 人参大枣粥

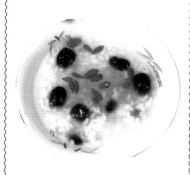

【原料】粳米 50 克，人参 5 克，大枣 10 个。

【制作】将粳米淘洗干净，用清水浸泡约 30 分钟。大枣洗净，去核待用。人参切成小片。将粳米放入锅中，添加适量清水如常法煮粥，待米煮开花时，放入人参、大枣，用小火煮至米烂粥稠时。

【用法】佐餐食用。

【功效】益气补虚，降糖。适用于多汗气短乏力、肺癌、糖尿病体质虚弱等患者。

## 苦瓜粥

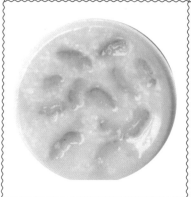

【原料】苦瓜 150 克，粟米 50 克。

【制作】将苦瓜洗净，去籽与内瓤，皮切碎，粟米淘净，一同放入砂锅内，加水适量，大火煮沸后，改为小火煨煮成粥。

【用法】佐餐食用，每日 1~2 次。

【功效】降低血糖，清热止渴。适用于各种类型的糖尿病患者。

## 芡实薏米山药粥

【原料】芡实 50 克，薏米 50 克，山药 100 克。大米、食盐。

【制作】芡实提前一天用清水浸泡，洗净，沥干。薏米和大米洗净，用清水浸泡 1 小时。山药洗净，去皮，切成小粒，浸泡在清水里。锅置火上，放入芡实、大米、山药，加适量清水，大火煮沸。加入薏米，转小火煮至粥成，加食盐调味。

【用法】佐餐食用。

【功效】补脾胃、止泻。适用于糖尿病患者。

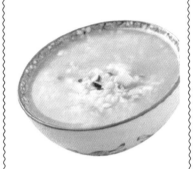

## 山药栗子粥

【原料】新鲜山药 100 克，栗子 80 克，粳米 100 克。

【制作】将粳米淘洗干净，用清水浸泡约 30 分钟。山药去皮，洗净，切成丁待用。栗子去壳取肉，冲洗干净。将粳米、栗子肉放入锅中，添加适量清水如常法煮粥至米煮开花时，放入山药，继续煮至粥成时。

【用法】佐餐食用。

【功效】健脾胃，去湿浊，降糖。适用于糖尿病、糖尿病足、肾炎等患者。

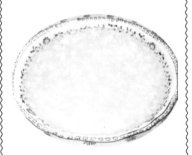

## 山药菠菜粥

【原料】山药（干品）20 克，菠菜 250 克，粳米 250 克。食盐适量。

【制作】将菠菜洗净，在沸水中烫一下，切段。山药泡软，切片。粳米淘净，置砂锅内，加水适量，煎熬至粳米熟时，将菠菜放入粥中，继续煎熬直至成粥时，停火。

【用法】作主食食用。

【功效】养血润燥，降低血糖。适用于贫血、大便秘结及高血压、高血糖、糖尿病等症患者。

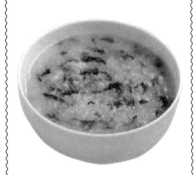

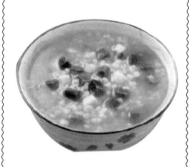

### 紫薯糙米粥

【原料】糙米 100 克，紫薯 50 克，山药 20 克。

【制作】糙米淘净，浸泡 1 小时。紫薯、山药分别去皮，洗净，切成小块。砂锅置火上，倒入糙米和适量清水，用大火煮沸。加入山药、紫薯，用小火熬煮 40 分钟。

【用法】佐餐食用。

【功效】抗疲劳，抗衰老，补血。适用于糖尿病患者。

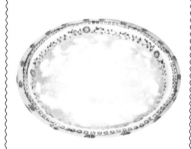

### 山药杏仁粥

【原料】山药 100 克，杏仁 50 克，粟米 100 克。

【制作】将粟米淘洗干净，用清水浸泡约 30 分钟。山药去皮，洗净，切成片。杏仁用水浸泡后，去皮尖，再研成末待用。锅上火添加适量清水，放入粟米、杏仁末大火烧开，再下山药片，转小火煮至粥成。

【用法】佐餐食用。

【功效】补中益气，降低血糖。适用于肺燥气喘、咳嗽、糖尿病等患者。

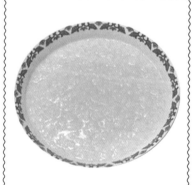

### 天花粉粳米粥

【原料】天花粉 20 克，粳米 100 克。

【制作】粳米淘洗干净。取天花粉水煎，去渣取汁，加入粳米煮至粥熟。

【用法】作早餐食用。

【功效】清热生津。适用于各种类型的糖尿病患者。

### 黑芝麻糙米粥

【原料】糙米 100 克，黑芝麻 50 克。食盐适量。

【制作】糙米洗净，沥干，浸水 1 小时。锅中加适量清水煮沸后，放入糙米搅拌一下，待煮沸后改中小火熬煮 45 分钟。放入黑芝麻，续煮 5 分钟，加食盐适量调味。

【用法】佐餐食用。

【功效】补肝肾，滋五脏，益清血，润肠燥。适用于糖尿病患者。

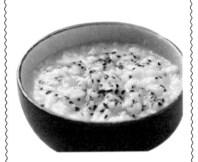

### 无花果山楂粥

【原料】粳米 100 克，山楂 50 克，市售干无花果 50 克，枸杞子适量。

【制作】粳米淘洗干净，用清水浸泡约 30 分钟。山楂去杂质，用水冲洗干净，再用刀拍破后去籽待用。将粳米放入锅中，添加适量清水如常法煮粥，待米煮开花时，放入山楂、干无花果、枸杞子，再用文火稍煮成粥。

【用法】佐餐食用。

【功效】健脾消食，降糖降脂。适用于高脂血症、糖尿病、脂肪肝、消化不良、慢性肠炎、肿痛等患者。

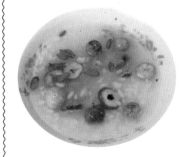

### 燕麦芝麻粥

【原料】燕麦 100 克，黑芝麻 30 克，小米 60 克，枸杞子 30 克。

【制作】燕麦洗净，黑芝麻拣去杂质，与小米、枸杞子一同放入锅内，加水适量，文火（小火）煮熟成糊状。

【用法】早、晚餐食用。

【功效】降低血糖。适用于糖尿病证属肝肾两虚患者。

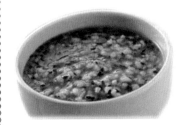

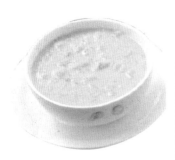

### 鲜虾冬瓜燕麦粥

【原料】鲜虾仁20克，冬瓜20克，燕麦80克。食用植物油、料酒、食盐。

【制作】鲜虾仁洗净，切成末。冬瓜去皮，洗净，切成小丁。锅中加入适量食用植物油，放入虾仁末和冬瓜丁，稍微翻炒一下，加适量料酒去腥，出锅。另起锅，倒入适量清水，煮沸后加燕麦、虾仁末、冬瓜丁，再煮沸后转中火煮2分钟，加食盐适量调味。

【用法】佐餐食用。

【功效】补肾温阳，健胃。适用于糖尿病患者。

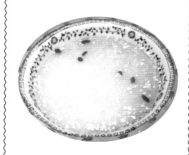

### 小麦糯米粥

【原料】小麦60克，糯米50克，大枣5枚。

【制作】分别将糯米、小麦淘洗干净，各用清水浸泡约30分钟。大枣洗净，去核。将糯米、小麦、大枣放入锅中，添加适量清水如常法煮粥，待粥成时食用。

【用法】佐餐食用。

【功效】强健脾胃，敛汗宁神，降低血糖。适用于病后虚弱、自汗、盗汗、肺虚表热而引起的咳嗽、糖尿病等患者。

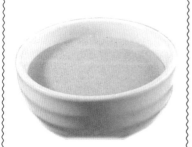

### 玉米粥

【原料】玉米粉150克，山药100克。

【制作】将山药上笼蒸熟后再剥皮切成小丁块。玉米粉用沸水调成厚糊，砂锅内放入1000克清水，上火烧开，用竹筷拨入玉米糊，小火慢慢熬煮至熟后加入山药丁块，一同煮成粥食用。

【用法】早、晚餐食用。

【功效】滋阴清胃。适用于胃燥津伤型糖尿病患者。

### 银耳菊花粥

【原料】糯米 150 克，银耳 30 克，菊花 10 克。

【制作】银耳洗净，泡发，摘成小朵。糯米洗净，浸泡 1 小时。菊花洗净。砂锅内加入适量清水，置于火炉上，用中火煮沸，下入糯米，大火煮沸，改用小火煮至糯米开花。投入银耳、菊花，继续用小火煮 15 分钟。

【用法】佐餐食用。

【功效】疏散风热，清热解毒。适用于糖尿病患者。

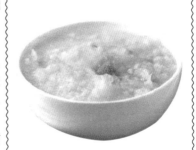

### 杏仁粥

【原料】杏仁 100 克，粳米 50 克。

【制作】将粳米淘洗干净，用清水浸泡约 30 分钟。杏仁用水浸泡后，去皮尖，干燥后研成末装瓶待用。将粳米放入锅中，添加适量清水如常法煮粥。用于食疗时，每次取粥一碗，加入一匙杏仁末拌匀食用。

【用法】佐餐食用。

【功效】补中益气，降糖降压。适用于肺燥气喘、咳嗽、高血压、糖尿病等患者。

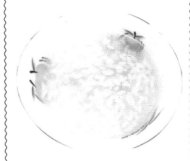

### 山药木耳粥

【原料】山药 20 克，黑木耳（水发）30 克，粳米 60 克。

【制作】先将山药打成细粉。将黑木耳用 45℃温水浸泡，撕成瓣状。粳米淘洗干净。将粳米、黑木耳同放炖锅内，加水 600 毫升，置武火烧沸，再用文火煮 25 分钟，加入山药粉，再煮 15 分钟。

【用法】每日 1 次，作早餐食用。

【功效】滋阴润肺，调节血糖。适用于各型糖尿病脾胃虚弱、咯血患者。

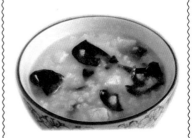

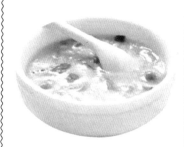

### 草菇鱼腩粥

【原料】鲜草菇 100 克，大米 100 克，鱼腩 200 克。高汤、青豆、食盐、香油、葱、姜。

【制作】鱼腩洗净，切片。鲜草菇洗净，切片，入沸水锅中氽熟。青豆氽熟，捞出沥干。葱洗净，切末。姜去皮，切末。砂锅中倒入高汤煮沸，加入大米，用小火煮至粥成，加入姜末、青豆、鲜草菇片煮沸。加入鱼腩片煮熟，再下食盐、香油调味，撒上葱末，出锅装碗。

【用法】佐餐食用。

【功效】消食祛热，补脾益气。适用于糖尿病患者。

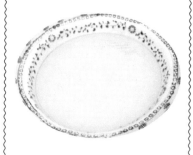

### 玉米山药粥

【原料】新鲜山药 100 克，玉米糁 50 克。

【制作】将玉米糁淘洗干净，用清水浸泡约 30 分钟。山药去皮，洗净，切成滚刀块或片。将玉米糁放入锅中，添加适量清水如常法煮粥，待玉米糁煮开花时，放入山药，继续煮至粥成时。

【用法】佐餐食用。

【功效】益肺宁心，健脾开胃，利水消肿、降糖降脂。适用于高脂血症、糖尿病等患者。

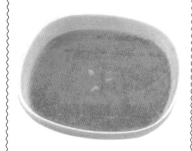

### 南瓜粥

【原料】鲜青南瓜 250 克。

【制作】鲜青南瓜洗净切块，加水，煮成稀糊状。

【用法】早晚分 2 次代主食用，病情稳定后，间歇食用。

【功效】补中健脾、降低血糖、减肥降脂、通便。适用于各种类型的糖尿病患者。

### 猴头菇乌鸡羹

【原料】乌鸡150克，猴头菇50克，红枣、香菇各10克。食盐、料酒、胡椒粉、姜、葱、清汤。

【制作】猴头菇、香菇分别浸水泡发，洗净。乌鸡砍成块。姜去皮，切片。葱捆成把。锅内加水，置于中火上，放入猴头菇、乌鸡氽水，捞起冲净。瓦煲内加猴头菇、乌鸡、红枣、香菇、姜片、葱把、清汤、料酒煮1小时，去掉姜片、葱把，调入食盐、胡椒粉，再煮20分钟。

【用法】佐餐食用。

【功效】滋阴益气，清退虚热。适用于糖尿病患者。

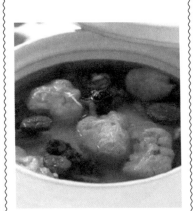

### 芝麻枸杞粥

【原料】粳米100克，黑芝麻10克，枸杞子10克。

【制作】将粳米淘洗干净，用清水浸泡约30分钟。分别将黑芝麻、枸杞子用水冲洗干净待用。将粳米放入锅中，添加适量清水如常法煮粥，待米煮至开花时，放入黑芝麻、枸杞子，煮至粥成时。

【用法】佐餐食用。

【功效】降糖降脂，滋补肝肾，润肠通便。适用于脂肪肝、高脂血症、糖尿病、习惯性便秘等患者。

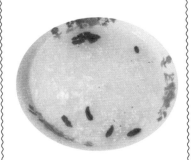

### 芹菜红枣粥

【原料】芹菜150克，大红枣15~30枚，枸杞子30克，粳米100克。

【制作】将芹菜洗净、切碎，红枣、枸杞子、粳米洗净，一同放入锅内，加水适量，大火烧沸后改为小火煮熟呈糊状。

【用法】早、晚餐食用，每日1~2次。

【功效】降低血压，降脂通便。适用于糖尿病高血压和糖尿病高脂血症。

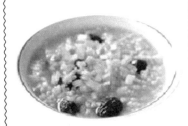

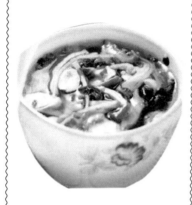

## 草菇豆腐干羹

【原料】鲜草菇 100 克，五香豆腐干 150 克。香菇 40 克，笋 50 克，粉丝、虾米各 20 克，紫菜 10 克，食盐、食用植物油适量。

【制作】香菇浸软，去柄，洗净。五香豆腐干切丝。鲜草菇洗干净，切片，用沸水氽一下。笋洗净，切丝。粉丝剪段，浸软。虾米浸软。起锅，下食用植物油烧热，放虾米爆香，加入清水，然后下香菇、笋煮 15 分钟。下五香豆腐干丝、粉丝、紫菜、鲜草菇片，煮沸后加食盐调味。

【用法】佐餐食用。

【功效】清热解暑，补益气血。适用于糖尿病患者。

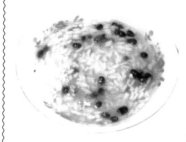

## 薏米赤豆粥

【原料】粳米 50 克，薏苡仁 30 克，红小豆 50 克，生甘草 5 克。

【制作】分别将粳米、薏苡仁、红小豆淘洗干净。先将红小豆放入锅中，加入适量清水大火烧沸，转小火慢煮。薏苡仁和粳米用清水浸泡约 30 分钟。生甘草水煎去渣待用。当上述红小豆煮开花时，下粳米、薏苡仁，继续煮至红小豆酥烂粥将成时，调入煎甘草的汁水，再稍煮片刻。

【用法】佐餐食用。

【功效】清热养肝，健脾利湿，行水解毒、降糖。适用于糖尿病及糖尿病肾病、糖尿病皮肤感染等患者。

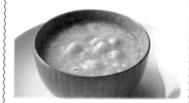

## 山药莲子粥

【原料】山药 30~60 克，莲子 10 克，粳米 100 克。

【制作】将山药切碎，加适量清水煎汁，去渣，取汁与莲子、粳米同煮成稀粥，熟后服用。

【用法】佐餐食用。

【功效】滋阴补肾。适用于脾肾两虚型肾病患者。

## 杏仁苹果豆腐羹

【原料】杏仁 50 克，豆腐 450 克，苹果 200 克，香菇 10 克。食盐、香油、水淀粉、香菜。

【制作】豆腐切小块，置水中泡一下，捞起沥水。香菇浸水泡发；杏仁去皮；苹果去皮，切成小粒。香菇切小粒，下入锅内，加水煮沸，接着下入豆腐块、食盐、香油，拌煮片刻，用水淀粉勾芡成豆腐羹。待豆腐羹冷却后，加杏仁、苹果粒拌匀，放上香菜。

【用法】佐餐食用。

【功效】止咳平喘，润肠通便。适用于糖尿病患者。

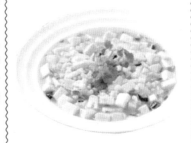

## 薏米莲肉粥

【原料】粳米 100 克，新鲜莲子 80 克（或干品莲子 40 克），薏苡仁 50 克。

【制作】粳米、薏苡仁淘洗干净，用清水浸泡约 30 分钟。鲜莲子去皮待用，将若干莲子磨成细末。粳米、薏苡仁放入锅中，加适量清水煮粥，待米煮开花时，加入莲子末，并搅匀，待粥煮至黏稠时。如用新鲜莲子肉煮粥，可待米煮至开花时，放入莲子，待稍煮熟后关火。

【用法】佐餐食用。

【功效】养心安神，健脾止泻，降低血糖。适用于虚烦失眠、糖尿病、癌症等患者。

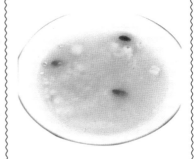

## 山药桂圆粥

【原料】鲜生山药 100 克，桂圆肉 15 克，荔枝肉 3~5 个，五味子 3 克。

【制作】将生山药去皮，切成薄片，与桂圆肉、荔枝肉、五味子同以水煮为粥。

【用法】早、晚餐食用。

【功效】补益心肾，止渴固涩。适用于心肾阴虚引起的消渴、小便频数、心悸、失眠等患者。

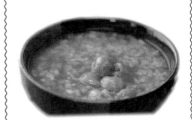

<h1 style="text-align:center">第三节　菜　肴　方</h1>

　　菜肴是以蔬菜、肉类、禽蛋类以及海味水产品等为主要原料，再配以一定比例的药物，经烹调（炒、爆、熘、烧、焖、烩、炖、熬、蒸、煮、扒、煨等）而制成的。

### 清炒苦瓜

　　【原料】苦瓜 450 克。食用植物油、姜、葱、食盐适量。
　　【制作】苦瓜洗净，去子、瓤，切成细丝，用食盐稍腌出水，捞出洗净，入沸水锅中余水，捞出沥水。姜洗净，切成丝。葱洗净，切成段。炒锅置火上，加入适量食用植物油烧热，下入姜丝、葱段，略爆一下。随即放入苦瓜丝爆炒片刻，加食盐略炒，出锅装盘。
　　【用法】佐餐食用。
　　【功效】利尿活血，消炎退热，清心明目。适用于糖尿病患者。

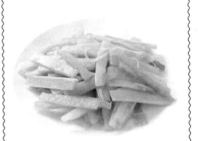

### 碧绿双脆

　　【原料】芹菜 200 克，苦瓜 150 克，红辣椒 1 个。蒜泥、食盐、醋、食用植物油适量。
　　【制作】苦瓜洗净，顺长对半剖去瓤，切成段，再切成片，撒入少许食盐拌腌片刻。芹菜择洗干净，切成段。红辣椒冲洗、去籽后，切成条。锅上火倒入油至 8 成热时，投入蒜泥煸香，下红辣椒、苦瓜、芹菜大火速炒，烹入醋，加入食盐调味，起锅装盘。
　　【用法】佐餐食用。
　　【功效】清热解毒，降低血糖。适用于各种类型的糖尿病患者，特别是对老年糖尿病伴有高血压患者尤为适用。

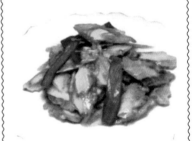

### 香干拌芹菜

　　【原料】芹菜 250 克，豆腐干 150 克。辣椒 10 克，生抽、醋、香油适量。
　　【制作】芹菜洗净，摘除叶片后切段。豆腐干洗净，切成丝。辣椒洗净，去蒂、子，切丝。将豆腐干丝、芹菜段投入沸水中，余烫片刻，捞出，立即浸入凉开水中。将芹菜段和豆腐干丝放凉，盛在盘中，加辣椒丝、生抽、醋，搅拌均匀，淋上香油。
　　【用法】佐餐食用。
　　【功效】平肝降压。适用于糖尿病患者。

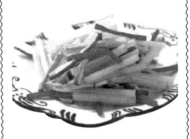

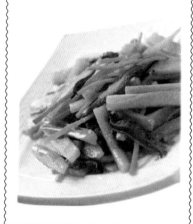

### 香菇苦瓜

【原料】苦瓜 300 克，香菇 100 克。胡萝卜、食用植物油、食盐、料酒。

【制作】苦瓜去瓤、籽，洗净，切粗丝，入沸水中余一下，捞出沥水。香菇洗净，去蒂，切丝。胡萝卜洗净，切丝。炒锅倒食用植物油烧热，放入香菇丝和胡萝卜丝，煸至略变软，倒入苦瓜丝煸炒透。加食盐、料酒和适量水煮沸，炒匀后盛入盘内。

【用法】佐餐食用。

【功效】降血压，降血糖。适用于糖尿病患者。

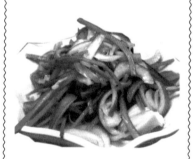

### 洋葱炒胡萝卜

【原料】洋葱 150 克，胡萝卜 150 克，青椒 1 个。食盐、鲜汤、食用植物油适量。

【制作】将洋葱去皮，冲洗干净后切成丝。将胡萝卜、青椒洗净。胡萝卜切成丝。青椒去籽，切成丝。锅上火倒入油烧热，下胡萝卜丝、洋葱、青椒丝大火速炒，溜入少许鲜汤，加入食盐调味，起锅装盘。

【用法】佐餐食用。

【功效】降血压，降血脂，降血糖。适用于糖尿病、糖尿病伴有慢性腹泻、癌症等患者。

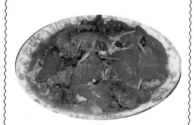

### 番茄炒牛肉

【原料】牛肉 500 克，番茄 200 克。食用植物油、生抽、糖、食盐、姜、葱、料酒适量。

【制作】先把牛肉洗净切片，加生抽、糖、料酒腌 20 分钟。将番茄洗净切块。姜洗净切丝。葱洗净切粒。起锅下入食用植物油，爆香姜丝、葱粒，加番茄块炒至七分熟。然后加牛肉略炒拌后，加食盐调味。

【用法】佐餐食用。

【功效】生津止渴，健胃消食，清热解毒。适用于高脂血症、糖尿病患者。

### 白油冬瓜

【原料】冬瓜 500 克。蒜 50 克,食用植物油、食盐适量。

【制作】把冬瓜切成细条。蒜去皮,切成蒜粒。锅内放食用植物油,待油烧热后加蒜粒炝锅,再放入切好的冬瓜细条,继续翻炒。待冬瓜炒至快熟时放入食盐,炒匀起锅。

【用法】佐餐食用。

【功效】降血糖。适用于糖尿病患者。

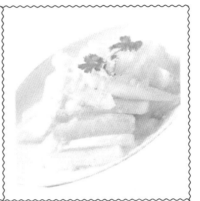

### 脆瓜海蜇

【原料】海蜇皮 400 克,黄瓜适量。葱花、食盐、料酒、胡椒粉、香油适量。

【制作】将海蜇皮用温水洗一下,切成丝,放入大碗中用清水浸泡 3~4 小时,再用清水漂去咸味,洗净泥沙,挤干水分待用。黄瓜洗净、去皮,改刀切成丝,加入少许食盐略腌渍,挤去水分垫在盘底。锅上火倒入油烧热,投入葱花炸香关火,倒入海蜇,加入料酒、食盐、胡椒粉、香油拌匀,倒在盘中的黄瓜上。

【用法】佐餐食用。

【功效】清热解毒,止渴降糖。适用于各种类型糖尿病患者,特别是对中老年阴阳两虚、肾虚津伤型糖尿病患者尤为适用。

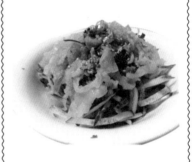

### 醋萝卜

【原料】萝卜 400 克。醋、食盐、香油适量。

【制作】萝卜洗净,去根,用刀将其拍一下,放入大碗中,加入食盐腌渍约 20 分钟,挤去水分,待用。净锅上火倒入适量清水,烧开,后倒入碗内,至冷却后,放入醋调匀,再将萝卜放入浸泡约 1 小时。食用时将萝卜取出装盘,淋入香油。

【用法】佐餐食用。

【功效】健脾养胃,顺气化痰,降压降脂。适用于胃热、高脂血症、高血压、肥胖症、糖尿病等患者。

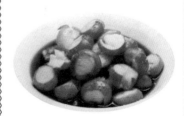

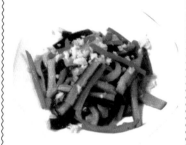

## 素拌茄条

【原料】嫩茄子 500 克。蒜泥、酱油、食盐、醋、香油适量。

【制作】将茄子去蒂，洗净，放入盘中，入蒸笼大火蒸约 10 分钟，取出后随即用冷开水过凉，然后切成条（或方丁）装盘。将蒜泥、酱油、食盐、醋、香油放入小碗中，调成卤汁，浇在盘中的茄子上。

【用法】佐餐食用。

【功效】活血化瘀，祛风通络。适用于糖尿病和冠心病等患者。

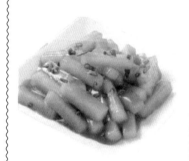

## 酱烧冬瓜条

【原料】冬瓜 400 克。食用植物油、酱油、葱、食盐、水淀粉适量。

【制作】冬瓜削去外皮，去瓤、籽，洗净，切成条。葱洗净，切成末。炒锅置火上，加入适量食用植物油，大火烧至六成热，下入葱末爆香。倒入冬瓜条炒至断生，加食盐、酱油和适量清水，烧至熟烂，用水淀粉勾芡，炒匀，出锅装盘。

【用法】佐餐食用。

【功效】利水消肿，活血降糖。适用于糖尿病患者。

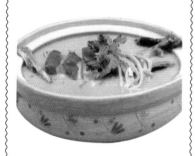

## 老鸭煲

【原料】麻鸭 1 只（约 1500 克），火腿片 50 克，笋片 50 克，骨头汤适量。葱结、姜片、食盐、料酒、草鸡油。

【制作】鸭子宰杀，去毛及内脏，清洗整理干净，再用沸水烫一下，沥水待用。砂锅上火，放入骨头汤烧开，再放入鸭子、料酒、葱结、姜片、火腿、笋片，用大火烧开，转小火炖约 2 小时至鸭肉熟烂脱骨时，淋入草鸡油，加入食盐调味，出锅装汤碗。

【用法】佐餐食用。

【功效】养阴补肺。适用于肺阴虚咳以及中老年糖尿病和胃阴虚慢性胃炎、津亏肠燥引起的大便秘结等患者。

## 脆炒南瓜丝

【原料】嫩南瓜 400 克。青辣椒、食盐、食用植物油、香油。

【制作】嫩南瓜洗净，去皮，切丝。青辣椒洗净，去蒂后切丝。锅置火上，放食用植物油烧热，下入南瓜丝、青辣椒丝快速翻炒 3 分钟。调入食盐、香油炒匀，起锅盛入盘中。

【用法】佐餐食用。

【功效】降糖，润肠通便。适用于糖尿病患者。

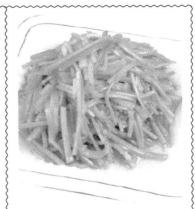

## 炖冬瓜鸡

【原料】仔鸡 1 只（约 500 克），冬瓜 350 克。葱结、姜片、花椒、食盐、料酒、食用植物油。

【制作】仔鸡宰杀去毛、除内脏，清洗整理干净。冬瓜洗净，去皮及瓤，切成厚片。砂锅添加清水，放入鸡大火烧开，撇去浮沫，加入葱结、姜片、花椒、料酒大火烧开，转小火炖至鸡肉将要熟时，再加入冬瓜继续炖约 10 分钟，调味。

【用法】佐餐食用。

【功效】消热，利水，消肿。适用于肾炎、水肿、肥胖症、高血脂、高血压、冠心病和糖尿病患者。

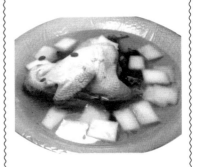

## 干辣椒炒芹菜

【原料】芹菜 400 克。干辣椒 100 克，食盐、花椒、食用植物油、香油。

【制作】干辣椒洗净，切成粒状。芹菜去叶，洗净，切成段，入沸水锅中汆透，捞出晾凉，沥干水后装盘。炒锅置火上，加入适量食用植物油，大火烧至九成热，下入干辣椒爆香后，加芹菜段翻炒片刻，加食盐调味。放香油、花椒炒匀，出锅装盘。

【用法】佐餐食用。

【功效】清热解毒，祛病强身。适用于糖尿病患者。

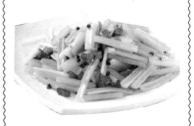

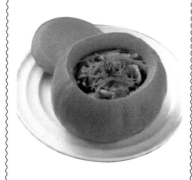

### 南瓜蒸肉

【原料】猪瘦肉 500 克，南瓜 1000 克。胡萝卜丝 100 克，料酒、生抽、葱末、姜末适用。

【制作】将南瓜洗净，削去外皮，用小刀在瓜蒂处开一个小盖子，挖出瓜瓤。猪瘦肉洗净，切成大厚片，加入料酒、生抽、葱末、姜末拌匀，腌渍 30 分钟。把腌好的猪瘦肉装入南瓜中，铺上胡萝卜丝，盖上盖子，放入蒸锅内蒸熟后取出。

【用法】佐餐食用。

【功效】补中益气，降糖止渴。适用于糖尿病患者。

### 冬瓜炒胡萝卜

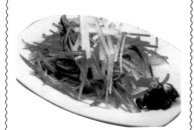

【原料】冬瓜 250 克，胡萝卜 150 克，青椒 1 个。食盐、鲜汤、水淀粉、食用植物油适量。

【制作】冬瓜、胡萝卜、青椒洗净。冬瓜去皮及瓤，切成丝。胡萝卜切成丝。青椒去籽，切成丝。锅上火倒入油烧热，下冬瓜丝、胡萝卜丝、青椒丝翻炒片刻，再溜入少许鲜汤，加入食盐、白糖炒入味，用水淀粉勾芡，起锅装盘。

【用法】佐餐食用。

【功效】清热化痰，消肿利湿。适用于肥胖、高血脂、高血压、冠心病和糖尿病患者。

### 洋葱炒辣椒

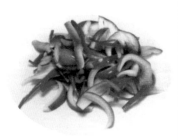

【原料】洋葱 150 克，嫩辣椒 100 克。食盐、鲜汤、香油、食用植物油适量。

【制作】洋葱去表皮，冲洗干净，切成片弄散。辣椒洗净，去籽，切成菱形片或丝。锅上火倒入油烧热，下洋葱、辣椒大火速炒，溜入少许鲜汤，加入食盐炒入味，淋入香油，起锅装盘。

【用法】佐餐食用。

【功效】降糖降脂，温中散寒，健脾开胃，镇静抗炎。适用于高脂血症、动脉硬化、糖尿病足、糖尿病伴胃轻瘫等患者。

## 鹌鹑蛋酿西葫芦

【原料】西葫芦 300 克，鹌鹑蛋 6 个。姜、蒜、酱油、食用植物油、料酒适量。

【制作】西葫芦洗净，去皮，切成 6 段，挖去瓤，使中间空洞，每个洞里酿入一个鹌鹑蛋。姜、蒜切末。起锅，倒入食用植物油，炒香姜、蒜末，加酱油，把装有鹌鹑蛋的西葫芦段放入锅里，加酱油、料酒，盖上盖煮沸，转小火焖。焖至蛋液凝固的时候，打开锅盖，翻炒几下，让西葫芦周身都蘸上酱汁，炒至收汁。

【用法】佐餐食用。

【功效】清热利尿，除烦止渴，润肺止咳，消肿散结。适用于糖尿病患者。

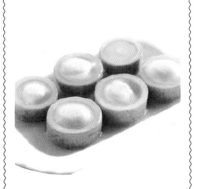

## 枸杞烧牛肉

【原料】牛腩肉 500 克，枸杞子 50 克，香菜叶少许。葱段、姜片、八角、料酒、酱油、食盐、食用植物油。

【制作】牛腩肉洗净，切成约 3 厘米×2 厘米的块，再入沸水中焯烫一下，滤去血水后待用。枸杞冲洗干净。香菜叶洗净。锅上火倒入油烧热，投入葱段、姜片、八角煸香，烹入料酒、酱油，添加适量清水，放入牛肉块大火烧开，撇去浮沫，转小火炖至 7 成熟时，加入食盐继续炖至牛肉 9 成熟时，放入枸杞子，继续用小火焖至牛肉熟透，出锅装盘，撒上香菜叶。

【用法】佐餐食用。

【功效】滋阴补肾，强健筋骨。适用于糖尿病久病体弱、脾虚不运、肝肾不足等患者。

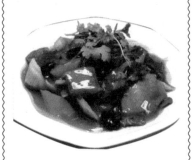

## 玉米须炖蚌肉

【原料】玉米须 50 克，蚌肉 200 克，食盐 3 克。

【制作】玉米须洗净，蚌肉洗净，共入砂锅内，加水适量，用小火煮至熟烂，加入食盐。

【用法】佐餐食用。

【功效】清热解毒，平肝降压，降脂降糖。适用于糖尿病、高血压、肾病等患者。

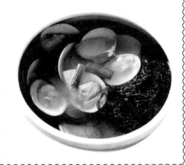

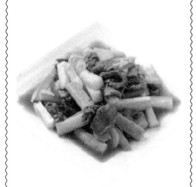

### 西葫芦炒牛肉

【原料】西葫芦100克，鲜牛肉片500克。红辣椒、姜、蒜、食用植物油、食盐、糖、水淀粉、料酒适量。

【制作】将西葫芦去籽，洗净，切条。牛肉片用少许水淀粉、料酒腌好。红辣椒切成条。姜、蒜切片。锅内烧热食用植物油，待油温升至约80℃时下入牛肉片，炒至八成熟时倒出待用。锅内留油，下入姜片、蒜片炒香，接着放入红辣椒条、西葫芦条，中火炒至快断生。放入牛肉片，调入食盐、糖炒透至入味，水淀粉勾芡。

【用法】佐餐食用。

【功效】润肺止咳，消肿散结。适用于糖尿病患者。

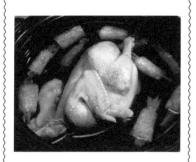

### 人参炖草鸡

【原料】隔年草母鸡1只（约1200克），人参10克。葱结、姜片、食盐、料酒适量。

【制作】将草母鸡处理干净，整只入沸水锅中焯烫1~2分钟，去绒毛，清水冲洗干净。人参切小片。砂锅上火，加适量清水，放草母鸡、葱结、姜片、人参大火烧开，加1小杯料酒，转小火炖约2.5小时至鸡肉熟烂脱骨，加食盐。

【用法】佐餐食用。

【功效】大补元气，降低血糖。适用于营养不良、气血不足、糖尿病体质虚弱等患者。

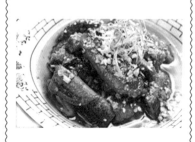

### 党参葛根蒸鳝鱼

【原料】党参15克，葛根15克，黄鳝2尾。葱、姜、食盐、酱油、绍酒。

【制作】先把姜、葱、党参切成片儿，再将已经处理干净的黄鳝切成段儿，将它们连同葛根一起放入碗中。再加入食盐、绍酒、酱油拌匀腌制30分钟。加入高汤300毫升，放入蒸锅用大火蒸25分钟。

【用法】佐餐食用。

【功效】滋阴补气，止渴降糖。适用于各种类型的糖尿病患者。

### 豆豉炒洋葱

【原料】洋葱 200 克，淡豆豉适量。食盐、食用植物油适量。

【制作】将洋葱剥去表皮，冲洗干净，切成片。锅上火倒入油烧热，下豆豉炒出香味，再放入洋葱片翻炒，加入食盐炒至入味，出锅装盘。

【用法】佐餐食用。

【功效】降糖，降压，降脂。适用于高脂血症、糖尿病、高血压患者。

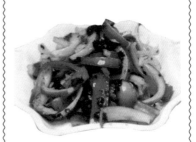

### 黄瓜炒鸡蛋

【原料】黄瓜 200 克，鸡蛋 5 个。葱末、食盐、料酒、食用植物油、水淀粉适量。

【制作】黄瓜去蒂，切成两半，斜刀切成片。鸡蛋打散。起锅，倒入食用植物油，烧热后下入蛋液炒熟，推至锅沿，加入食用植物油，下葱末炝锅。投入黄瓜片和鸡蛋一起炒匀，加入料酒、水、食盐调味，用水淀粉勾芡，出锅装盘。

【用法】佐餐食用。

【功效】促进机体新陈代谢。适用于糖尿病患者。

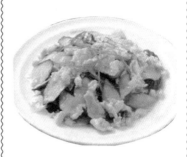

### 桑白皮炖兔肉

【原料】兔肉 250 克，桑白皮 30 克。葱段、姜片、食盐、料酒、胡椒粉、食用植物油适量。

【制作】兔肉洗净，剁成小块。将桑白皮洗净，切成段，用纱布包好。锅置火上倒入油烧热，投入葱、姜煸香，放入兔肉翻炒至表面变色，再加入适量清水烧开，撇去浮沫，倒入砂锅中，放入桑白皮，加入料酒，转小火炖至兔肉熟烂，加入食盐、胡椒粉调味。

【用法】佐餐食用。

【功效】补中益气，行水消肿。适用于糖尿病口渴、营养性水肿等患者。

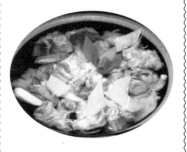

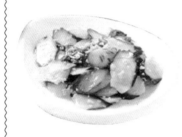

### 快炒黄瓜片

【原料】黄瓜 300 克。食用植物油、食盐、大葱、蒜、芝麻、香油。

【制作】黄瓜洗净，切成 0.3 厘米厚的薄片。葱洗净，切葱花。蒜去皮，剁泥。黄瓜加水和食盐腌渍 20 分钟后，洗去食盐分，沥干。烧锅置火上，加入适量食用植物油烧热，下入葱花、蒜泥、芝麻炒香。倒入黄瓜片，用大火快炒几分钟，最后淋上香油调味，出锅装盘。

【用法】佐餐食用。

【功效】提高人体免疫力。适用于糖尿病患者。

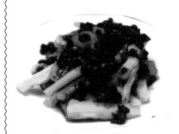

### 豆豉炒苦瓜

【原料】嫩苦瓜 400 克，淡豆豉适量，红辣椒 1 个。食盐、白糖、食用植物油适量。

【制作】将苦瓜洗净，对半剖开，去瓤，切成片，放入沸水中略焯，捞出过凉，沥干备用。锅上火倒入油烧热，下豆豉略炒，再放入苦瓜片、红椒片翻炒，加入食盐、白糖炒至入味，出锅装盘。

【用法】佐餐食用。

【功效】清心明目，益气养阴。适用于糖尿病患者。

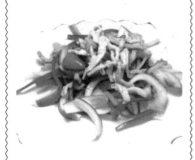

### 洋葱炒肉丝

【原料】洋葱 200 克，猪肉 100 克。姜汁、食盐、料酒、酱油、水淀粉、食用植物油适量。

【制作】猪肉切丝，加入姜汁、料酒、食盐拌腌片刻，再加入少许淀粉上浆。洋葱去表皮，冲洗干净，切丝。锅置火上倒入油至五成热，下肉丝滑油至熟，倒入漏勺沥油。锅中留少许底油，下洋葱大火速炒，加入少许酱油，沿锅边溜少许开水，加入食盐调味，再倒入肉丝炒匀，勾芡，起锅装盘。

【用法】佐餐食用。

【功效】降脂，降压，降糖。适用于高血脂、糖尿病、动脉硬化等患者。

### 开胃茄子

【原料】茄子 500 克。辣椒酱、食盐、生抽、食用植物油。

【制作】茄子去皮，切成条状，加食盐拌匀，装盘。烧锅内加适量清水，待水煮沸后，将茄子上锅蒸约 5 分钟。把辣椒酱、生抽、食用植物油调匀，淋到蒸好的茄子上。

【用法】佐餐食用。

【功效】降糖，降脂降压。适用于糖尿病患者。

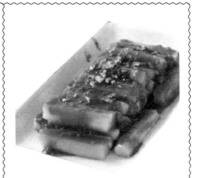

### 冬瓜烧香菇

【原料】冬瓜 300 克，香菇 100 克。姜末、食盐、鲜汤、食用植物油。

【制作】冬瓜洗净，去皮及瓤，切成片。香菇洗净，切成片。锅上火倒入油烧热，投入姜末炸香，下香菇略煸炒，再放入冬瓜炒制，加入食盐，溜入少许鲜汤，中火将香菇、冬瓜烧熟，起锅装盘。

【用法】佐餐食用。

【功效】清热化痰，消肿利湿。适用于肥胖、高血压、高血脂、冠心病和糖尿病患者。

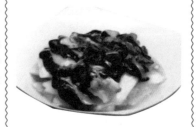

### 山药炖乌鸡

【原料】母乌鸡 1 只（约 1200 克），山药 300 克，白果仁、莲子仁、薏苡仁、白扁豆各 15 克，胡椒 3 克。葱结、姜片、花椒、食盐、料酒。

【制作】乌鸡处理干净，入沸水中焯烫 1~2 分钟，去尽绒毛，清水洗净，剁成块。山药去皮切片。白果仁、莲子仁等各味食物用清水略泡装入纱布袋中。将乌鸡块放入砂锅中，添加适量清水，加入葱结、姜片、花椒大火烧开，撇去浮沫，加入少许料酒、包有白果仁等的纱布袋，转小火炖至鸡肉熟烂脱骨，再放入山药，加少许食盐，炖约 15 分钟，出锅。

【用法】佐餐食用。

【功效】健脾渗湿，益气补气。适用于高血压、高脂血症、糖尿病等患者。

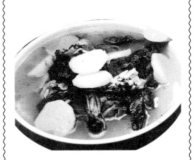

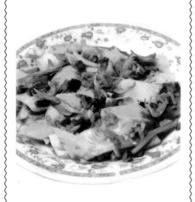

### 卷心菜虾皮

【原料】卷心菜 500 克，虾皮 100 克。食盐、大葱、姜、酱油、花生油。

【制作】卷心菜掰开洗净，切丝，放入沸水锅内焯熟，过凉，挤干水分，放入盆中，加入食盐拌匀。大葱和姜洗净后切成末。炒锅置火上，放油烧至六成热，放入虾皮、葱末和姜末炒匀。加入酱油稍煮片刻，浇在卷心菜上，拌匀。

【用法】佐餐食用。

【功效】补肾壮阳，理气开胃。适用于糖尿病患者。

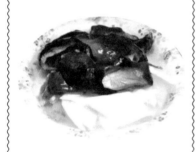

### 山药蒸烤鸭

【原料】烤鸭半只，山药 350 克。葱花、姜末、料酒、食盐、鲜汤、水淀粉。

【制作】山药去皮，洗净，切成片。将烤鸭去骨，鸭脯切成厚薄均匀的长条形，皮朝下整齐地码放在汤碗内，肉上再放山药片、鸭颈、翅膀，加入食盐、料酒、葱姜、鲜汤，上蒸锅蒸熟，取出后滗出汤汁，反扣在盘中。锅上火倒入篦出的汤汁烧开，用水淀粉勾芡后，将芡汁浇在烤鸭上。

【用法】佐餐食用。

【功效】补肺滋阴，健脾益肾。适用于糖尿病属肺脾肾气阴两虚等患者。

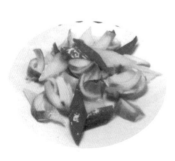

### 洋葱炒山药

【原料】洋葱 100 克，山药 250 克，青、红辣椒。食盐、鲜汤、香油、食用植物油。

【制作】山药去皮，洗净，切成薄片。洋葱去表皮切片。青、红辣椒切菱形。锅上火倒入油烧热，下洋葱、山药，青、红辣椒大火速炒，溜入少许鲜汤，加入食盐炒入味，淋入香油，起锅装盘。

【用法】佐餐食用。

【功效】健脾和胃，固肾益精。适用于糖尿病、高脂血症、动脉硬化、慢性胃炎等患者。

## 红烧萝卜

【原料】萝卜400克。鸡汤500毫升，花椒油50毫升，酱油、葱、姜、食用植物油、食盐、料酒。

【制作】萝卜去皮，切条。葱、姜切末。炒锅置火上，加入适量食用植物油烧热，下葱末、姜末爆香，将食盐、酱油、料酒和萝卜块放入炒锅中炒匀。倒入鸡汤煮沸，改小火烧至汤汁剩下一半时，淋入花椒油炒匀，出锅装盘。

【用法】佐餐食用。

【功效】增强免疫力。适用于糖尿病患者。

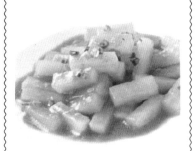

## 双耳滑鸡煲

【原料】鸡脯肉300克，水发银耳、黑木耳各50克，冬菇20克，胡萝卜50克。葱姜汁、葱段、姜片、食盐、料酒、胡椒粉、鲜汤、食用植物油。

【制作】鸡脯肉切块，加葱、姜汁，料酒、食盐腌渍。银耳撕成小朵。黑木耳洗干净。冬菇用温水发透，一切两半。胡萝卜切滚刀块。上火倒入油烧热，投入鸡块炸至5成熟，捞出沥油。锅中留少许底油，投入葱段、姜片煸香，投入冬菇、胡萝卜、银耳、黑木耳及鸡块，加鲜汤，加料酒、食盐，大火烧沸，转入砂锅中用小火煲至鸡熟汤稠，加入胡椒粉调味。

【用法】佐餐食用。

【功效】滋阴润肺，补益气血。适用于上、下消型糖尿病等患者。

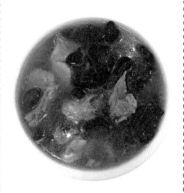

## 大蒜炖雏鸡

【原料】大蒜60克，雏鸡500克。枸杞子60克，葱、姜、胡椒粉、食盐、料酒。

【制作】将雏鸡处理干净切小块，放入开水中焯透捞出。余汤除去血沫，放砂锅中，加枸杞子与其他调料，加水煮至肉烂。

【用法】佐餐食用，吃肉喝汤。

【功效】降血糖、血脂，延缓衰老。适用于糖尿病体质虚弱者及高脂血症患者。

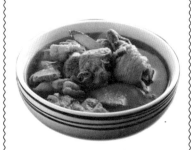

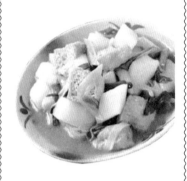

### 青蒜焖萝卜

【原料】萝卜500克。青蒜50克，油豆腐50克。食盐、食用植物油、生抽。

【制作】萝卜去皮，切大块，余水留用。青蒜洗净，去外叶后切断。油豆腐切开。炒锅置火上，加入适量食用植物油烧热，下入青蒜段、萝卜炒一会，加适量清水，加盖，用小火焖10分钟。放入油豆腐，再焖5分钟，用适量生抽、食盐调味，出锅装盘。

【用法】佐餐食用。

【功效】醒脾气，消积食。适用于糖尿病患者。

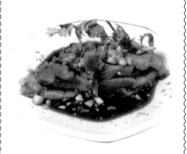

### 蒜泥白切肉

【原料】猪后腿肉600克。葱段、姜片、八角、桂皮、陈皮、大蒜泥、青蒜丝、食盐、料酒、胡椒粉、醋、香油。

【制作】将猪腿肉洗净斩成大块，放入清水锅中，加入葱段、姜片、八角、桂皮、陈皮大火烧开，撇去浮沫，加入料酒转小火焖至肉熟烂。取一小碗放入大蒜泥、青蒜丝、食盐、胡椒粉、料酒、醋、香油和适量上述煮肉清汤，兑成卤汁待用。将煮好的猪肉捞出稍凉后切成片装入盘中，浇上兑好的卤汁。

【用法】佐餐食用。

【功效】滋阴补肌，降低血糖。适用于阴虚不足、水肿、糖尿病肾病等患者。

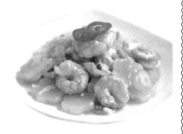

### 党参莴苣炒虾仁

【原料】党参15克，莴苣100克，虾仁100克。姜片10克，葱段10克，食盐3克，料酒10克，食用植物油50克。

【制作】党参洗净，润透，切小段。莴苣去皮，切丁。虾仁洗净，去壳皮。起油锅，加入姜、葱爆香，投入虾仁、料酒，炒变色，加入党参、莴苣、食盐，炒熟。

【用法】佐餐食用，每日1次。

【功效】补中益气，生津温阳。适用于气血两虚、糖尿病阳痿患者。

## 熘卷心菜

【原料】卷心菜 250 克，水发木耳 50 克。食盐、醋、淀粉、食用植物油。

【制作】卷心菜洗净沥干水，切骨牌块。水发木耳洗净，用手撕成小块。将食盐、醋、淀粉和水放碗中，调成芡汁。炒锅置旺火上，放油烧至七八成热时将卷心菜下入，快速熘炒见菜变软呈白玉色时，下木耳同炒几下。随即倒入芡汁，见汤汁转稠，颠翻均匀，出锅装盘。

【用法】佐餐食用。

【功效】降血糖。适用于糖尿病患者。

## 炖三蘑

【原料】新鲜口蘑、平菇、草菇各 100 克。姜米、青蒜丝、食盐、草鸡汤、香油、食用植物油。

【制作】分别将口蘑、平菇、草菇去掉杂质，冲洗干净。口蘑、草菇切成片，平菇改刀成小块，然后一同入沸水焯烫一下，沥水待用。将口蘑、平菇、草菇放在汤碗中，添加适量草鸡汤，加入姜米、食盐等调味料，上笼蒸约 25 分钟取出，撒上青蒜丝、淋上香油。

【用法】佐餐食用。

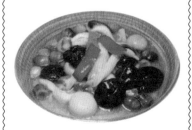

【功效】滋补肝肾，祛脂降压。适用于高脂血症、高血压、糖尿病等患者。

## 苦瓜烧鳝鱼

【原料】鳝鱼 2 条（400 克），苦瓜 200 克。葱段、姜片、蒜瓣、料酒、食盐、酱油、胡椒粉、食用植物油。

【制作】黄鳝处理干净，去尾，从鳃处剪开头部，斩段。苦瓜去瓤，切块。锅上火倒入油烧热，投入姜片煸香，放鳝鱼段煸炒，烹入料酒、酱油，加适量开水烧沸，加蒜瓣、葱段、食盐，用中火将鳝段烧至 8 成熟时，放苦瓜，待鳝鱼、苦瓜烧熟入味；撒胡椒粉。

【用法】佐餐食用。

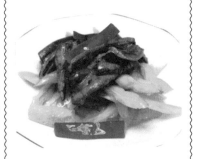

【功效】益气补虚，降低血糖。适用于普通糖尿病、体质虚弱和病后康复患者。

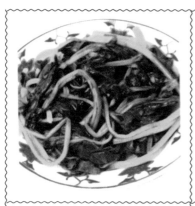

### 耗油拌菠菜

【原料】菠菜 500 克，蚝油 50 克。

【制作】菠菜洗净，切成段。将菠菜放入开水中烫一下，捞出沥水。蚝油与菠菜段拌匀装盘。

【用法】佐餐食用。

【功效】强健脾胃。适用于糖尿病，尤其是 2 型糖尿病患者。

### 翡翠肉丝

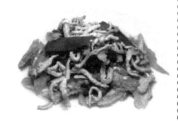

【原料】苦瓜 250 克，猪肉 150 克。红辣椒适量，姜汁、料酒、食盐、水淀粉、食用植物油。

【制作】苦瓜去瓤切条，入沸水中焯烫一下，捞入冷水中过凉，沥水待用。猪肉切丝，加姜汁、料酒、食盐拌腌，加入少许淀粉上浆。锅上火倒入油至五成热，下肉丝滑油至熟，倒入漏勺沥油。锅中留少许底油烧热，下苦瓜、红辣椒条速炒，沿锅边溜入少许开水，加入食盐，倒肉丝炒匀，水淀粉勾芡。

【用法】佐餐食用。

【功效】滋阴润燥，降低血糖。适用于各类糖尿病患者，特别是对中老年燥热伤肺、阴虚阳浮型糖尿病患者适用。

### 二冬炖牡蛎肉

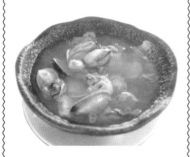

【原料】天冬 15 克，麦冬 15 克，牡蛎肉 200 克。姜片 10 克，葱段 10 克，食盐 3 克，料酒 10 克，胡椒粉 2 克，鸡油 15 克。

【制作】天冬、麦冬、牡蛎肉、姜、葱、料酒一起入炖锅，加水，先大火煮沸，再小火炖熟，加食盐、胡椒粉、鸡油，搅匀。

【用法】佐餐食用，每日 1 次，每次食牡蛎肉 50 克。

【功效】滋阴清热，养胃润肺。适用于糖尿病中消证患者。

### 葱油炒黄豆芽

【原料】黄豆芽 500 克。食用植物油、食盐、大葱。

【制作】黄豆芽洗净，去根、须。大葱洗净，切段。炒锅置火上，加入适量食用植物油，大火烧至六成热，下入葱段煸香。捡出葱段，倒入黄豆芽，加食盐，迅速炒熟，出锅装盘。

【用法】佐餐食用。

【功效】清热明目，补气养血。适用于糖尿病患者。

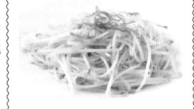

### 蒜头炖兔肉

【原料】兔肉 500 克，紫皮大蒜头 50 克。香菜或葱花、姜片、料酒、食盐、胡椒粉、食用植物油。

【制作】将兔肉放入淘米水中浸泡 1~2 小时，取出洗净，沥水后剁成小块。大蒜头去皮后用水冲洗干净待用。锅上火倒入油烧热，投入姜片煸香，下兔肉块炒干表面水分，再烹入料酒，添加适量清水烧开，撇去浮沫，转入砂锅中，用小火炖至兔肉 7 成熟时，放入大蒜头，加入食盐，继续炖至兔肉熟烂，加入胡椒粉调味，出锅装碗，撒上香菜。

【用法】佐餐食用。

【功效】补中益气，止渴健脾，滋阴凉血，降糖。适用于糖尿病、心血管病、肥胖症等患者。

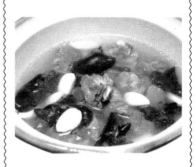

### 葛根山楂炖牛肉

【原料】葛根 30 克，生山楂 60 克，牛肉 250 克，白萝卜 250 克。料酒、食盐、生姜、大料、花椒。

【制作】葛根、山楂、花椒、大料同布包。牛肉、白萝卜洗净，切成 3 厘米见方的小块。一同放入锅中，加水和料酒适量，用武火烧沸，改用文火炖 1 小时。

【用法】供佐餐分次食用。

【功效】降糖、降压，化痰行滞。适用于糖尿病，证属络道不畅，血脉淤滞患者。

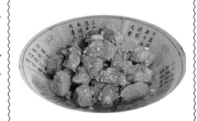

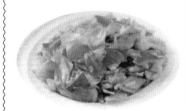

### 洋葱炒蛋

【原料】鸡蛋 100 克，火腿 80 克，洋葱 200 克。食用植物油、食盐、酱油、胡椒粉。

【制作】把鸡蛋磕在碗里，加入食盐和胡椒粉打匀。洋葱洗净去皮，切成片。火腿切成细丝。炒锅置火上，加入适量食用植物油烧热，下入鸡蛋液，待成形时，铲出。下入洋葱片炒片刻，加食盐、酱油和火腿丝一起继续炒熟。下入成形的鸡蛋，翻炒一分钟，出锅装盘。

【用法】佐餐食用。

【功效】健胃润肠，解毒杀虫。适用于糖尿病患者。

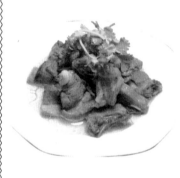

### 天冬蒸鹅肉

【原料】白鹅脯肉 300 克，天冬 20 克。葱、姜汁、食盐、料酒、酱油、胡椒粉、鸡清汤。

【制作】鹅脯肉冲洗干净，切成小块，加入葱、姜汁、料酒、食盐、酱油、胡椒粉腌渍入味。将腌渍好的鹅肉放入蒸碗内，上面均匀地放好天冬，浇上适量鸡清汤，入笼用旺火蒸约 1 小时至鹅肉熟透，取出。

【用法】佐餐食用。

【功效】生津补虚，和胃止渴。适用于上、下消型糖尿病等患者。

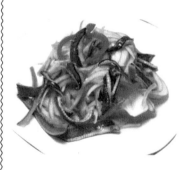

### 洋葱炒鳝鱼丝

【原料】活黄鳝 400 克，洋葱 150 克。葱姜汁、剁椒、胡椒粉、食盐、醋、料酒、淀粉、清汤、食用植物油。

【制作】黄鳝处理干净切丝，加葱姜汁、食盐、料酒拌匀，腌渍。洋葱切丝。锅上火倒入油烧热，投入鳝鱼丝滑油至熟，倒入漏勺沥油。锅中留少许底油，投入剁椒、洋葱煸香，加少许清汤、食盐，勾薄芡，倒入鳝鱼丝翻炒，淋入少许醋，撒上胡椒粉，出锅。

【用法】佐餐食用。

【功效】补虚降脂，降糖降压。适用于高脂血症、糖尿病、高血压等患者。

### 卷心菜炒香菇

【原料】卷心菜400克，鲜香菇100克，高汤50毫升，料酒、葱丝、姜片、香油、鸡油、食盐。

【制作】鲜香菇洗净，去蒂，切成片。卷心菜洗净，切丝。炒锅置旺火上，放入鸡油烧热，姜片和葱丝入锅爆出香味，投入卷心菜丝、鲜香菇，加高汤、料酒迅速翻炒几下，淋入香油炒熟，加食盐调味，起锅装盘。

【用法】佐餐食用。

【功效】化痰理气，补脾益气。适用于免疫力低下者、高血压患者、老年人、糖尿病患者。

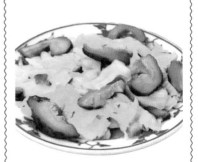

### 干丝拌青椒

【原料】青椒150克，豆腐干150克。食盐、酱油、香油。

【制作】青椒去蒂、籽，洗净，切成丝，入沸水中焯烫一下，捞入冷开水中激凉，再捞出沥水。豆腐干切成丝，入沸水中焯烫，沥水待用。将青椒丝、干丝放入大碗中，加入食盐、白糖、酱油、香油拌匀后，装盘。

【用法】佐餐食用。

【功效】温中和胃，降糖，降脂。适用于高脂血症、糖尿病伴有胃功能性消化不良、慢性胃炎患者。

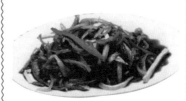

### 油焖香菇

【原料】水发香菇350克。葱段、姜片、食盐、酱油、鸡清汤、食用植物油。

【制作】将香菇去掉菌柄，用水冲洗干净，挤干水分待用。香菜叶洗净。锅上火倒入油烧热，投入葱段、姜片煸香，放入香菇略炒，加入适量鸡清汤、酱油、食盐，大火烧沸，转小火焖至香菇入味，大火收汁装盘。

【用法】佐餐食用。

【功效】补肝肾，健脾胃，益气血，降血脂。适用于糖尿病、心血管疾病、高脂血症等患者。

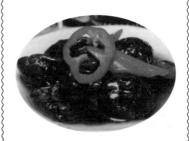

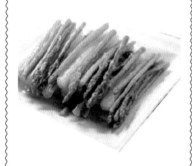

### 芦笋拌冬瓜

【原料】芦笋250克，冬瓜300克。食用植物油、葱、姜、食盐、水淀粉。

【制作】芦笋洗净，切段。冬瓜削皮，洗净，切长条。起锅，倒入食用植物油，下入冬瓜条、芦笋段、食盐、葱、姜一起煨烧，然后将冬瓜、芦笋捞出，放入凉水中浸泡，捞出沥水。加食盐调味，用水淀粉勾芡。

【用法】佐餐食用。

【功效】降低体内胆固醇，降血脂，防止动脉粥样硬化。适用于糖尿病患者。

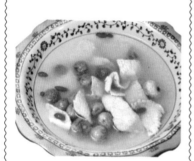

### 无花果炖猪瘦肉

【原料】猪瘦肉200克，鲜无花果10个（或干品120克）。葱段、姜片、料酒、食盐、胡椒粉、食用植物油、香油。

【制作】猪瘦肉冲洗干净，切成片。无花果冲洗干净，切成小块。若是干品则用水浸泡待用。锅上火倒入油烧热，下葱段、姜片煸出香味，再下猪瘦肉翻炒片刻，加水大火烧开，去浮沫，加入料酒煨至瘦肉片6成熟时下无花果，煨至瘦肉片熟透时，加入食盐调味。每次食用肉汤时，可根据个人喜好在汤中加入胡椒粉、淋入香油。

【用法】佐餐食用。

【功效】健胃理肠，降压，降糖，降脂。适用于糖尿病、糖尿病伴有胃功能性消化不良等患者。

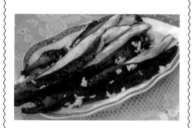

### 蒸茄子

【原料】嫩茄子500克，虾米20克。蒜泥、食盐、香油。

【制作】茄子去蒂，顺长切成4等份长条放盘中，再撒上虾米，上蒸锅蒸熟。将蒜泥、食盐、香油加入蒸熟的茄子中，用筷子拌匀。

【用法】佐餐食用。

【功效】清热解毒，抗衰老。适用于高脂血症、动脉硬化、软骨病、糖尿病、骨质疏松等患者。

### 炒鲜芦笋

【原料】鲜芦笋 500 克。食盐、食用植物油、香油、蒜、水淀粉。

【制作】鲜芦笋洗净，切成 3 厘米长的段。蒜切末。芦笋下入沸水中氽透，捞出投凉，沥净水分备用。炒锅置火上，加入适量食用植物油，大火烧至九成热，下入蒜末炝锅，添适量水，加食盐翻炒。再下入芦笋，炒匀，用水淀粉勾薄芡，淋入香油。

【用法】佐餐食用。

【功效】清热解毒，生津利水。适用于糖尿病患者。

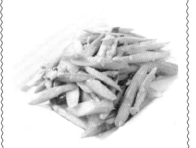

### 洋葱烧鸡腿

【原料】鸡腿 2 只，洋葱 100 克。料酒、花椒、食盐、番茄酱、鲜汤、食用植物油。

【制作】鸡腿肉洗净，加入料酒、花椒、食盐腌渍入味，上笼蒸至断生，然后下油锅中，用小火炸至外表呈金黄色。洋葱去皮，洗净，切成片待用。锅上火添加适量鲜汤，放入鸡腿、洋葱，加入番茄酱、少许食盐大火烧开，转小火烧至鸡腿肉熟透。

【用法】佐餐食用。

【功效】降糖，降脂。适用于糖尿病伴高脂血症、伴胃轻瘫等患者。

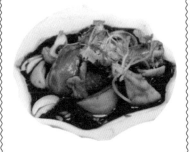

### 豆豉炒猪肝

【原料】新鲜猪肝 200 克，淡豆豉 30 克。葱姜汁、食盐、料酒、醋、水淀粉、食用植物油、香油。

【制作】猪肝洗净，切成薄片，加入食盐、料酒、葱姜汁、水淀粉拌匀腌渍片刻。锅上火倒入油至 6 成热，下猪肝滑油，至猪肝变色断生，捞出沥油。锅中留少许底油烧热，投入豆豉略煸炒，倒入滑好油的猪肝翻炒均匀，淋入醋、香油装盘。

【用法】佐餐食用。

【功效】护肝养胃，降糖。适用于糖尿病、慢性胃炎、肝病等患者。

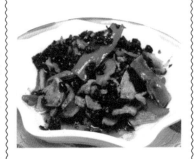

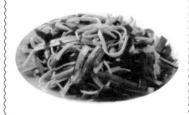

## 豆腐皮炒韭菜

【原料】韭菜400克，豆腐皮150克。食用植物油、食盐、酱油、高汤。

【制作】韭菜切段。豆腐皮切丝。炒锅置火上，放食用植物油烧热，放入高汤、豆腐皮丝，加食盐、酱油，小火慢慢翻炒5分钟。待豆腐皮丝完全吸收汤的味道，放韭菜段继续炒熟，出锅。

【用法】佐餐食用。

【功效】补充钙，促进骨骼发育。适用于糖尿病患者。

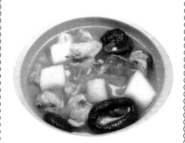

## 薏米冬瓜鸡

【原料】仔鸡1只（约500克），冬瓜400克，薏苡仁50克。葱结、姜片、食盐、料酒、食用植物油。

【制作】仔鸡清洗干净，剁块。冬瓜去皮及瓤，切成片。薏苡仁冲洗干净。砂锅添加清水，放入鸡块大火烧开，撇去浮沫，加入葱结、姜片、薏苡仁、料酒大火烧开，转小火炖至鸡肉熟时，再加入冬瓜、食盐炖约8分钟，盛出。

【用法】佐餐食用。

【功效】健脾祛湿，利水降糖。适用于高脂血症、高血压、糖尿病等患者。

## 杜仲腰花

【原料】猪腰2只，杜仲12克，五味子5克，青椒1个。葱花、姜末、蒜片、食盐、料酒、醋、水淀粉、食用植物油。

【制作】杜仲、五味子先用清水浸泡片刻，加少量水小火熬成药汁，晾凉后与调味料一起兑成调味汁。猪腰从中间剖成两半，去掉膜皮及白色腰臊，剞上花刀，改刀成腰花，加料酒、食盐和少许淀粉拌匀。青椒去籽，切菱形片。锅上火倒入油至6成热，投入腰花滑油至熟，捞出沥油。锅中留少许底油，投入葱姜蒜煸香，下青椒片略煸，倒入兑好的调味汁烧沸，放入熟腰花炒匀。

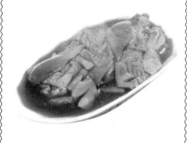

【用法】佐餐食用。

【功效】补肝肾，强筋骨，降血压。适用于糖尿病合并肾虚腰痛、阳痿、夜尿增多等患者。

### 桃香韭菜

【原料】韭菜400克。核桃仁、香油、食盐、食用植物油。

【制作】韭菜洗净，切成段。核桃仁装盘。炒锅置火上，加入适量香油烧热，下入核桃仁炒熟待用。炒锅置火上，倒入食用植物油烧热，下入韭菜段，加食盐略炒，待韭菜熟后，倒入核桃仁，调味。

【用法】佐餐食用。

【功效】滋养脑细胞，增强脑功能。适用于糖尿病患者。

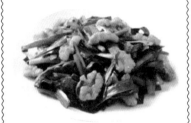

### 玉参焖麻鸭

【原料】青头麻鸭1只，玉竹50克，南沙参片50克。葱结、姜片、食盐、料酒、胡椒粉。

【制作】鸭子宰杀，去毛及内脏，清洗整理干净，再用沸水烫一下，沥水待用。将鸭头顺颈劈开，取玉竹、沙参片各约10克装入鸭头内，再用白棉线缠紧，余下的玉竹、沙参同姜片、葱结一起装入鸭腹内。将鸭子放入砂锅中，添加适量清水用大火烧开，撇去浮沫，加入料酒，转小火炖至鸭肉熟烂，再加入食盐、胡椒粉调味。

【用法】佐餐食用。

【功效】补肺滋阴，降糖。适用于肺阴虚咳喘、糖尿病和胃阴虚的慢性胃炎等患者。

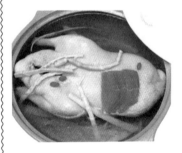

### 卷心菜炒西红柿

【原料】卷心菜250克，西红柿200克。植物油、葱花、盐、香油各适量。

【制作】将西红柿用开水稍烫，去皮切块；卷心菜洗净切片。油锅烧热后，放葱花煸香，放入卷心菜炒至七成熟，投入西红柿，略炒。加入盐，烧至入味，淋香油即成。

【用法】佐餐食用。

【功效】降糖，促进新陈代谢。适用于糖尿病患者。

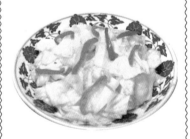

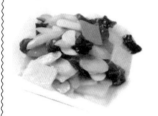

### 白玉炒芥蓝

【原料】芥蓝 500 克。冬瓜、胡萝卜、蒜、黑木耳、食用植物油、食盐、水淀粉。

【制作】冬瓜去皮及瓤，切厚片。芥蓝去叶、茎，切斜片。胡萝卜、蒜、黑木耳均切片。烧锅置火上，加适量清水煮沸，下芥蓝片、胡萝卜片，煮片刻，倒入冬瓜片，煮至八成熟捞起，冲凉。烧锅放油烧热，下蒜片、黑木耳片炒香，加芥蓝片、冬瓜片、胡萝卜片、食盐炒透，水淀粉勾芡。

【用法】佐餐食用。

【功效】润肺生津，化痰止渴，利尿消肿，清热祛暑。适用于糖尿病患者。

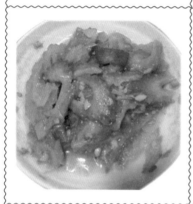

### 蒜末苦瓜

【原料】苦瓜 300 克，红辣椒 1 个。蒜末、食盐、食用植物油。

【制作】苦瓜洗净，顺长对半剖开，去瓤，切成片。红辣椒洗净，去籽，切成菱形片。锅上火倒入油至 8 成热时，倒入苦瓜、红辣椒快速炒制，溜入少许水，加入食盐炒至苦瓜稍变软，再加入蒜末炒匀，出锅装盘。

【用法】佐餐食用。

【功效】清热润脾，养肝明目，降糖降脂。适用于糖尿病、消渴、暑热烦渴等患者。

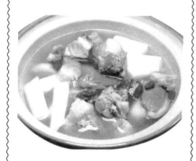

### 冬瓜炖麻鸭

【原料】光麻鸭 1 只（1000 克），冬瓜 300 克，猪里脊肉 100 克，水发海参 100 克，薏仁米、芡实各 50 克，荷叶少量。葱、姜、食盐、料酒。

【制作】麻鸭剁块，入沸水中焯烫一下，捞出沥水。冬瓜去皮及瓤，切块。猪里脊肉切片。海参切片。薏米、芡实洗净。将鸭块、猪里脊肉、薏仁米、芡实、荷叶放入砂锅中，加适量清水，加入葱、姜大火烧开，撇去浮沫，加入料酒转小火炖至鸭肉将要熟烂时，再投入冬瓜、海参、食盐炖约 15 分钟。

【用法】佐餐食用。

【功效】补气健脾，清理肠胃，生津止渴。适用于糖尿病患者。

## 芥蓝炒豆腐

【原料】芥蓝 200 克，豆腐 500 克。食盐、蚝油、姜、蒜、食用植物油。

【制作】将芥蓝去叶，切斜片，入沸水锅中烫水后放入冷开水中过凉。豆腐切块。姜、蒜分别切末。起锅倒入食用植物油，下入豆腐块，煎至两面金黄。另起锅，倒入食用植物油，爆香姜末、蒜末，下芥蓝煸炒片刻。下豆腐块和芥蓝片一起炒，加食盐、蚝油调味。

【用法】佐餐食用。

【功效】增进食欲，助消化。适用于糖尿病患者。

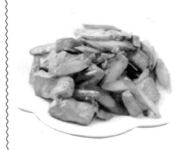

## 枸杞桃仁鸡丁

【原料】鸡脯肉 150 克，桃仁 100 克，枸杞子 20 克，鸡蛋清 1 个。葱姜汁、姜米、食盐、料酒、淀粉、鸡汤、食用植物油。

【制作】鸡脯肉切鸡丁，加葱姜汁等调味料拌匀，再用蛋清、淀粉上浆。桃仁用开水泡后去皮，沥水。枸杞子用水泡软。锅上火倒入油至五成热时，投入鸡丁滑油至熟，捞出沥油。投桃仁炸至色泽金黄，倒入漏勺沥油。锅中留少许底油，投姜米炸香，放鸡丁、桃仁、枸杞子，溜少许鸡汤炒均，水淀粉勾芡，起锅。

【用法】佐餐食用。

【功效】补肾壮阳，补气补血，明目健身。适用于糖尿病合并白内障患者。

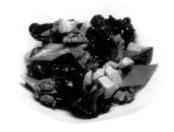

## 清水煮南瓜

【原料】南瓜 400 克。

【制作】将南瓜去皮，洗净，放入锅中，加入适量清水，以小火煮至南瓜熟透。

【用法】每日分早、晚 2 次食用。

【功效】补中益气，健脾养胃。适用于糖尿病中消证等患者。

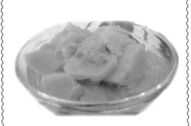

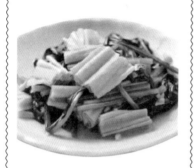

### 腐竹拌菠菜

【原料】菠菜 250 克，腐竹 150 克。花椒油、食盐、姜末。

【制作】腐竹浸水泡发，捞出，挤干水分，切段，加花椒油、食盐，拌匀后码在盘中。菠菜择洗干净，入沸水中稍烫至断生，捞出，用凉开水过凉，沥水，切段，入盘中。在菠菜中加花椒油、食盐拌匀，再与腐竹拌匀，撒上姜末。

【用法】佐餐食用。

【功效】防止血管硬化，预防心血管疾病，保护心脏。适用于糖尿病患者。

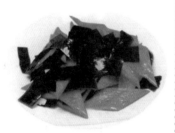

### 海带炒胡萝卜

【原料】胡萝卜 150 克，水发海带 150 克。食盐、酱油、醋、胡椒粉、食用植物油。

【制作】海带切片，焯水待用。胡萝卜切片。锅上火倒入油至 9 成热时，投入胡萝卜片大火速炒至断生，再倒入海带片，加入调味料炒匀，起锅装盘。

【用法】佐餐食用。

【功效】降压降脂，软坚散结。适用于高脂血症、糖尿病并发眼晶状体混浊等患者。

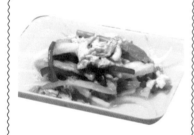

### 洋葱肉丝炒苦瓜

【原料】苦瓜 250 克，洋葱 100 克，猪肉 100 克。姜汁、料酒、食盐、水淀粉、食用植物油。

【制作】苦瓜剖开去瓤，切条，入沸水中焯一下，捞入过凉，沥水待用。猪肉切丝，加姜汁和调味料拌腌片刻，加少许淀粉上浆。洋葱切丝。锅上火倒入油至五成热，下肉丝滑油至熟，倒入漏勺沥油。锅中留少许底油，放洋葱大火快速煸炒，倒入苦瓜炒匀，沿锅边溜入少许开水，加入食盐，倒入肉丝炒匀，用水淀粉勾芡，起锅。

【用法】佐餐食用。

【功效】滋阴润燥，降低血糖。适用于糖尿病合并动脉硬化的患者。

## 粉蒸苋菜

【原料】苋菜500克。米粉50克，食用植物油、食盐、香油、鲜汤。

【制作】将苋菜摘去老茎、老叶，洗净，沥干，切成段。米粉中加入鲜汤、食盐、食用植物油、苋菜拌匀。将拌匀的米粉苋菜放入蒸锅中，用大火蒸约20分钟，取出淋入香油。

【用法】佐餐食用。

【功效】明目通窍，利肠解毒，降糖止血。适用于糖尿病患者。

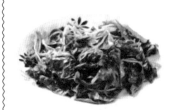

## 海带炒山药

【原料】山药150克，水发海带150克。红辣椒、葱、食盐、鲜汤、淀粉、食用植物油。

【制作】海带切片，入沸水加料酒略煮至断生，捞出沥水。山药去皮切片。红辣椒切条。锅上火倒入油至四成热时，投入山药片炒至断生，倒漏勺沥油。锅留少许底油，投葱花煸香，倒入山药片、海带片、红辣椒条，加少许食盐、鲜汤烧沸，水淀粉勾芡，起锅。

【用法】佐餐食用。

【功效】降压，降脂，降糖。适用于高脂血症、动脉硬化、冠心病、糖尿病等患者。

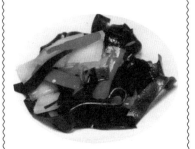

## 苦瓜炖鸡翅

【原料】鸡翅300克，苦瓜250克。葱段、姜片、花椒、食盐、料酒、高汤、胡椒粉、食用植物油。

【制作】将鸡翅洗净，入沸水锅中焯烫一下去除腥味，捞出沥水后剁成块。苦瓜洗净，去瓤，切成约2厘米长、1厘米厚的块。锅上火倒入油烧热，投入葱、姜、花椒煸香，倒入鸡翅块翻炒片刻，烹入料酒，加入高汤大火烧开，转小火炖至5成熟时，加入食盐继续炖至9成熟，放入苦瓜再炖10分钟，加入胡椒粉调味，出锅装汤碗。

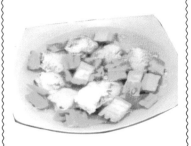

【用法】佐餐食用。

【功效】降低血糖，明目解毒。适用于糖尿病等患者。

## 枸杞炒肉丝

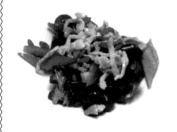

【原料】猪瘦肉 150 克，枸杞子 20 克，罐头竹笋 50 克，水发黑木耳少许，青椒 1 只。食盐、料酒、水淀粉、鲜汤、食用植物油。

【制作】猪肉切丝，加料酒、食盐、水淀粉拌匀。竹笋切丝。青椒去籽切成丝。锅上火倒入油烧热，投猪肉丝滑油至熟，倒入漏勺沥油。锅中留少许底油烧热，下笋丝、木耳、青椒丝速炒，加少许鲜汤、枸杞子、食盐等调味料，水淀粉勾芡，倒肉丝炒匀，盛出。

【用法】佐餐食用。

【功效】滋阴补血，益肝补肾。适用于糖尿病、虚弱、贫血、神经衰弱等患者。

## 肉片粉丝大白菜

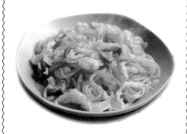

【原料】大白菜 300 克，猪肉 150 克，粉丝 30 克，植物油、姜、盐、酱油。

【制作】猪肉切片，大白菜切丝，姜切末，粉丝用温水泡软。油烧热，放入肉片、姜末、酱油炒散。放大白菜，待其炒软后，放粉丝。盖上锅盖，小火焖 2 分钟，放盐炒匀。

【用法】佐餐食用。

【功效】降低血糖。适用于糖尿病患者。

## 文蛤汆鲫鱼

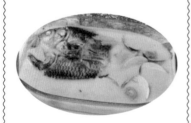

【原料】活鲫鱼 2 条（约 500 克），文蛤 150 克，竹笋 100 克。葱段、姜片、食盐、胡椒粉、料酒、食用植物油。

【制作】将净文蛤入沸水中焯烫，待其壳张开，捞出冲洗干净，汤待用。鲫鱼处理洗净。竹笋切片，入沸水中焯水。锅上火，倒入油烧热，将鱼下锅略煎，烹入料酒，加入适量煮文蛤的原汤、冬笋片、文蛤、葱段、姜片，大火烧开，转小火煮至汤汁浓白时加入食盐调味，撒入胡椒粉。

【用法】佐餐食用。

【功效】补脾开胃，利水除湿。适用于脾胃虚弱、高脂血症、糖尿病等患者。

## 香菇炒蕨菜

【原料】蕨菜 200 克，香菇 100 克。青辣椒、红辣椒各 10 克，上汤、鸡汁、葱段、蒜蓉、料酒、牛肉清汤粉、蚝油、淀粉、食用植物油。

【制作】蕨菜洗净，切段，入沸水锅中氽水，捞出沥干。青辣椒、红辣椒去籽、切条。香菇泡发，洗净切块后加汤、鸡汁，蒸透入味。炒锅置火上烧热，加食用植物油，爆香葱段、蒜蓉，烹入料酒，再倒入蕨菜、香菇、青辣椒条、红辣椒条，添少许汤后调进牛肉清汤粉、蚝油，翻炒均匀。用水淀粉勾芡，出锅装盘。

【用法】佐餐食用。

【功效】延缓衰老。适用于糖尿病患者。

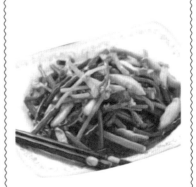

## 清蒸冬瓜瓤

【原料】冬瓜 500 克。

【制作】将冬瓜去皮，洗净，入蒸锅中蒸至冬瓜肉熟透。

【用法】每次食用 100 克，于饭后食用。

【功效】清热解毒，利水祛痰。适用于各种类型的糖尿病患者。

## 枸杞炒苦瓜

【原料】嫩苦瓜 250 克，枸杞子 30 克。食盐、水淀粉、食用植物油。

【制作】将苦瓜洗净，顺长对半剖开，去瓤，切成片，再加入少许食盐拌腌片刻。枸杞子冲洗干净，用水泡软。锅上火倒入油烧热，放入苦瓜片、枸杞子大火快炒，沿锅边淋少许水，加入食盐炒入味，用水淀粉勾薄芡，出锅装盘。

【用法】佐餐食用。

【功效】滋养肝肾，清泄内热。适用于高血压合并糖尿病患者。

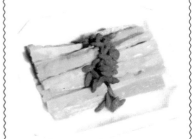

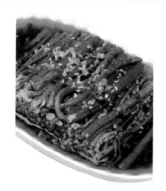

## 乡村蕨菜

【原料】蕨菜 350 克。食用植物油、食盐、辣椒酱、老抽、醋、姜、干辣椒、葱、熟白芝麻。

【制作】蕨菜择洗干净，放沸水氽熟，捞出，切段，盛入盘中。葱切花。姜洗净，切片。锅内入食用植物油烧热，入姜片、干辣椒爆香后捞出，调入食盐、辣椒酱、老抽、醋和适量清水烧开，起锅淋在盘中的蕨菜上，撒上熟白芝麻、葱花。

【用法】佐餐食用

【功效】清肠排毒。适用于糖尿病患者。

## 何首乌煮鸡蛋

【原料】鸡蛋 10 只，何首乌 150 克。姜片、葱段、食盐、料酒、酱油。

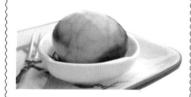

【制作】锅中加水烧沸，放鸡蛋煮熟，捞出冷水过凉。剥蛋壳，用牙签在鸡蛋上扎十来个小孔待用。将何首乌放入锅中，添加适量清水大火煮沸，转小火煮约 15 分钟，加入葱段、姜片、食盐等调味料和剥壳鸡蛋，煮至鸡蛋入味。待鸡蛋冷却将鸡蛋切成瓣，摆放在盘中，浇原汁食用。

【用法】佐餐食用。

【功效】补益肝肾，益肝潜阳。适用于糖尿病并发高脂血症、动脉粥样硬化等患者，特别是"虚不受补"者尤为适用。

## 芹菜炒黄鳝丝

【原料】芹菜 250 克，黄鳝丝 150 克，植物油、葱花、姜末、食盐、料酒、清汤。

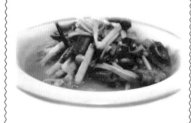

【制作】将芹菜择净、洗好，切成段，用开水焯过。黄鳝丝洗净备用。将炒锅烧热，放入植物油适量，加葱花、姜末，略炒出香，放入黄鳝丝翻炒 1~3 分钟后加料酒，翻炒片刻后，加入芹菜段，急火翻炒片刻，加酱油、食盐及清汤各少许，大火快炒几下。

【用法】当菜佐餐，适量食用。

【功效】清热利湿，平肝降压，降血糖。适用于各种类型的糖尿病，尤其适用于糖尿病伴高血压，或胃燥津伤患者。

### 素炒空心菜

【原料】空心菜 500 克。食盐、葱、料酒、食用植物油。

【制作】将葱切末。空心菜洗净，沥干水分。炒锅放入适量食用植物油，用大火烧热，下入空心菜、葱末、翻炒。加食盐，烹入料酒，炒至菜色变深至汤汁浓稠，出锅装盘。

【用法】佐餐食用。

【功效】清热凉血，利尿除湿。适用于糖尿病患者。

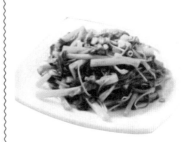

### 红烧南瓜

【原料】南瓜 400 克，香葱 50 克。酱油、食盐、鲜汤、食用植物油。

【制作】南瓜去皮及瓤，切成滚刀块。香葱择洗干净，切成段。锅上火倒入油至 8 成热，下南瓜略炸，起锅倒入漏勺沥油。锅中留少许底油，投入葱段煸香，放入南瓜，添加适量鲜汤，加入酱油和少许食盐，烧至南瓜酥软，用大火收卤，调味，出锅装盘。

【用法】佐餐食用。

【功效】降低血糖。适用于糖尿病患者。

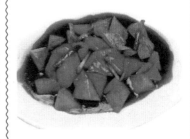

### 板栗烧山鸡

【原料】山鸡 1 只（约 600 克），去壳板栗 250 克。姜片、花椒、食盐、酱油、料酒、鲜汤、食用植物油。

【制作】将山鸡宰杀去毛、除内脏，清洗干净，用开水冲烫一下外表，剁块。将板栗放入清水锅中煮开，捞出晾凉后去膜。锅上火倒入油烧热，投入姜片、花椒略煸，下鸡块翻炒至鸡肉外表变色，烹入料酒、酱油，再翻炒几下，加适量开水和鲜汤大火烧开，转中火烧至鸡肉 6 成熟，放板栗，加食盐，转小火烧至山鸡熟透，大火收汁，出锅装盘。

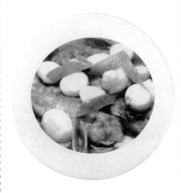

【用法】佐餐食用。

【功效】补脾益气，润燥止渴。适用于糖尿病引起的脾胃虚弱、食少纳呆等患者。

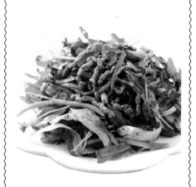

### 空心菜炒牛肉

【原料】牛肉 500 克，空心菜 100 克。红辣椒、蚝油、香油、食用植物油、淀粉、生抽、食盐。

【制作】牛肉切丝后，加蚝油、淀粉、水，抓捏均匀后腌制片刻，再加香油拌匀。红辣椒切丝。锅内倒入食用植物油烧热，将牛肉滑至变色就出锅。锅内留底油，下空心菜和红辣椒丝，加食盐炒至入味。放入牛肉丝，放生抽，快速拌匀。

【用法】佐餐食用。

【功效】清热解毒，通便防癌。适用于糖尿病患者。

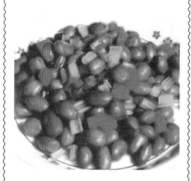

### 花生拌芹菜

【原料】花生仁 150 克，芹菜 150 克，红椒 20 克。食盐、醋、酱油、胡椒粉、香油。

【制作】花生仁洗净，放入锅中加水煮熟捞出。芹菜取茎切粒。红椒切小块。分别将芹菜、红椒放入沸水锅中焯熟待用。花生仁、芹菜、红椒装入盘中，加入调味料，食用时拌匀。

【用法】佐餐食用。

【功效】平肝降压，镇定安神，润肺祛痰，和胃止血。适用于高脂血症、糖尿病、高血压、肥胖患者。

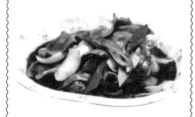

### 百合炒猪肝

【原料】猪肝 200 克，鲜百合 150 克，青、红椒各 1 个。葱、姜汁，食盐、料酒、胡椒粉、水淀粉、食用植物油。

【制作】猪肝切片，加入葱姜汁、食盐、料酒拌匀，加少许水淀粉上浆。百合掰小瓣。青、红椒去籽，分别切成菱形片。锅上火倒入油至五成热，放入猪肝滑油至熟，倒入漏勺沥油。锅中留少许底油，下百合、青红椒煸炒，留少许水，加入食盐，倒猪肝炒匀，水淀粉勾芡，撒上胡椒粉。

【用法】佐餐食用。

【功效】清热润肺，生津止咳。适用于阴虚内热、咳嗽咽干、糖尿病及肺部感染患者。

### 拌马齿苋

【原料】马齿苋 300 克。食盐、酱油、醋、辣椒油、辣椒、香油。

【制作】马齿苋择洗干净，切成 7 厘米长的段，放入沸水锅内焯至断生，捞出，过凉。辣椒切粒。取一只碗，放入食盐、酱油、醋、辣椒油、辣椒粒、香油等调拌均匀。将过凉的马齿苋捞出，沥干，放入盘中，加入兑好的调味汁，搅拌均匀。

【用法】佐餐食用。

【功效】清热解毒，散血消肿。适用于糖尿病患者。

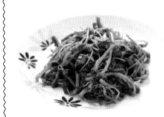

### 香菇烧丝瓜

【原料】丝瓜 300 克，水发香菇 50 克。食盐、食用植物油。

【制作】丝瓜去皮，切滚刀块。香菇去蒂，切片。锅上火倒入油烧热，下香菇煸炒出香味，放入丝瓜炒制，加入食盐和少许水，烧至熟透，出锅装盘。

【用法】佐餐食用。

【功效】祛暑清心，凉血解毒，降血脂。适用于糖尿病、动脉粥样硬化等患者。

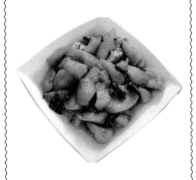

### 咖喱兔肉

【原料】兔 1 只，番茄 1 个。葱、姜汁、姜丝、洋葱末、大蒜泥、咖喱粉、鲜牛奶、食盐、料酒、淀粉、鲜汤、食用植物油。

【制作】兔宰杀，去头、皮、内脏及爪尖，放淘米水中浸泡 2 小时，取出剁块。加葱、姜汁，食盐、料酒拌匀腌渍半小时。锅上火倒入油至 6 成热，将兔肉块拍粉入油锅，用小火炸熟，捞出沥油。锅中留少许底油烧热，投姜丝、洋葱末、蒜泥煸炒，放咖喱粉炒香，倒少许鲜奶和鲜汤烧开，放入炸熟的兔肉块，烧开后收稠卤汁，出锅装盘。

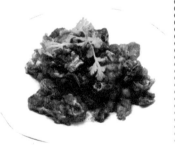

【用法】佐餐食用。

【功效】补脾益气，止渴清热。适用于肥胖者、高血压、糖尿病等患者。

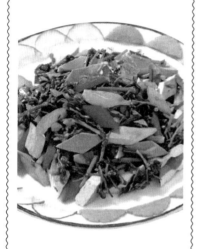

## 香干马齿苋

【原料】马齿苋 300 克，五香豆腐干 150 克。青辣椒 30 克，红辣椒 20 克，蒜、食盐、水淀粉、香油、食用植物油。

【制作】青辣椒、红辣椒去籽、蒂，分别切块。五香豆腐干切成小块。马齿苋切成小段。蒜切末。炒锅下食用植物油烧热，放入马齿苋段，调入少量食盐，炒至马齿苋刚熟，出锅入碟。另取炒锅，下食用植物油烧热，放入蒜末、五香豆腐干块、青辣椒丁、红辣椒丁，调入食盐炒至五香豆腐干有香味，用水淀粉勾薄芡，下香油，炒匀后倒在马齿苋上面。

【用法】佐餐食用。

【功效】清热利湿，消炎止痢，解毒疗疮。适用于糖尿病患者。

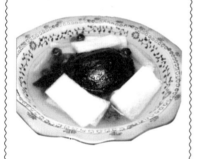

## 山药桂圆炖甲鱼

【原料】野生甲鱼 1 只（约 500 克），山药片 50 克，桂圆肉 20 克。葱段、姜片、蒜瓣、胡椒粉、食盐、料酒、食用植物油。

【制作】甲鱼宰杀，整理清洗干净，除甲壳外，剁成小块。山药片用清水略泡。锅上火倒入油烧热，投入葱、姜、蒜煸香，下甲鱼块煸炒片刻，烹入料酒，添加适量清水，大火烧开，撇去浮沫，转入砂锅中，放入山药片、桂圆肉，用小火炖至甲鱼肉熟烂，再加入食盐、胡椒粉调味。

【用法】佐餐食用。

【功效】滋阴清热，健脾安神，消痞散结、降糖。适用于肝硬化、肝脾肿大、糖尿病等患者。

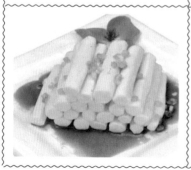

## 清蒸山药

【原料】山药 100 克。

【制作】将山药去皮，洗净，入蒸锅中，蒸至烂熟。

【用法】每日食用 2 次，于饭前食用。

【功效】健脾补气，补肾止泻。适用于脾肾两虚型糖尿病患者食用。

### 虾米香菇炒卷心菜

【原料】卷心菜450克，虾米、干香菇各50克。食盐、食用植物油。

【制作】香菇用温水泡发，去蒂，洗净，切成丝。虾米用温水浸泡。卷心菜洗净，切成丝。炒锅置火上，加入适量食用植物油，大火烧至九成热，下入卷心菜快速翻炒至半熟。下入香菇、虾米稍炒后，加食盐、清水适量，盖上锅盖焖至透，出锅装盘。

【用法】佐餐食用。

【功效】润肠，排毒。适用于糖尿病患者。

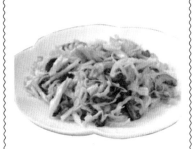

### 黄瓜氽肉片

【原料】黄瓜250克，猪瘦肉100克，水发木耳50克，鸡蛋清1个。姜汁、食盐、料酒、水淀粉、香油。

【制作】黄瓜洗净，顺长剖两半，切成片或长条。猪瘦肉洗净，切成薄片，加入姜汁、料酒、食盐、水淀粉拌匀上浆待用。锅上火添加适量开水烧沸，投入肉片、木耳、黄瓜烧沸，撇去浮沫，加入食盐调味，起锅装汤碗，淋入香油。

【用法】佐餐食用。

【功效】补中益气，减肥润肤，清热，利水解毒。适用于肥胖、对上消型糖尿病，兼有火眼、咽喉肿痛患者。

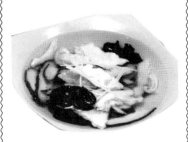

### 葱烧鲫鱼

【原料】活鲫鱼2条（750克），小葱250克。食盐、绍酒、酱油、醋、姜片、食用植物油。

【制作】鲫鱼处理洗净，用刀在鱼两侧划上刀纹，用绍酒、食盐腌制。葱切2段。锅上火，放油烧热，放入鲫鱼煎至两面微黄，下葱段、姜片略煎，烹绍酒，加酱油、食盐、清水烧开，转小火慢烧至汁稠，滴醋。

【用法】佐餐食用。

【功效】补脾开胃，利水除湿。适用于高脂血症、糖尿病等患者。

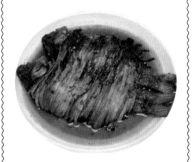

### 手撕卷心菜

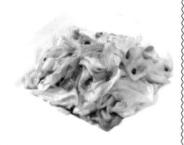

【原料】卷心菜 650 克。干辣椒、花椒、蒜、香菜、食用植物油、生抽、食盐。

【制作】卷心菜洗净，摘去老叶，撕成片状。干辣椒切成丁。蒜剁成末。炒锅置火上，加入适量食用植物油烧热，下入蒜末、干辣椒和花椒，炒至香气四溢。倒入卷心菜，大火快炒至菜叶稍软，略呈半透明状，加生抽和食盐炒匀至入味，盛入盘中，放上香菜叶做点缀。

【用法】佐餐食用。

【功效】益心力，壮筋骨，利脏器，祛结气，清热止痛。适用于糖尿病患者。

### 家常南瓜丝

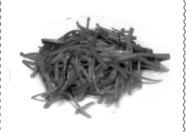

【原料】嫩南瓜 400 克。食盐、食用植物油。

【制作】南瓜洗净，去瓤，切成细丝，加入少许食盐拌匀腌渍约 10 分钟。锅上火倒入油至 8 成热，放入南瓜丝大火速炒至断生，出锅装盘。

【用法】佐餐食用。

【功效】润肺益气，止喘利尿，降糖排毒。适用于痛风合并糖尿病患者。

### 芝麻里脊

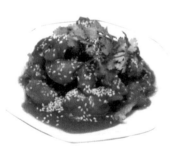

【原料】猪里脊肉 500 克，鸡蛋、芝麻、山药粉。葱、姜汁、料酒、食盐、酱油、香油、食用植物油。

【制作】猪里脊肉洗净切成片，用刀背将肉片略捶后，放入大碗中加葱、姜汁和食盐、料酒、酱油、鸡蛋、山药粉和少许水拌匀腌渍入味。将腌渍好的里脊片两面沾满芝麻待用。锅上火放油烧至 6 成热，将蘸好芝麻的里脊片下锅炸熟。食用时，浇上香油，或配番茄沙司、花椒食盐。

【用法】佐餐食用。

【功效】滋补温阳，补益虚损。适用于阴阳两虚糖尿病患者。

### 香辣豇豆

【原料】豇豆 500 克。青辣椒 10 克，红辣椒丝、香油、食用植物油、食盐。

【制作】豇豆切成 3 厘米长的段，入沸水中焯透，捞出投凉，沥干水。青辣椒切成丝。炒锅加入适量食用植物油烧热，下入青辣椒丝炒香。下入豇豆段，翻炒片刻，加食盐和适量清水焖 5 分钟，淋香油，摆上红辣椒丝。

【用法】佐餐食用。

【功效】助消化，增食欲。适用于糖尿病患者。

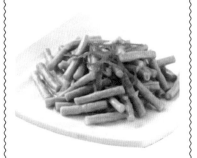

### 降糖菜

【原料】芹菜 100 克，胡萝卜 100 克，茄子 100 克。姜丝、食盐、酱油、醋、食用植物油。

【制作】芹菜切段。胡萝卜切条。茄子去蒂、洗净，切成同芹菜、胡萝卜一样长的丝。锅上火倒入油烧热，投入姜丝炸香，下芹菜、胡萝卜、茄子大火速炒至断生，再加入食盐、酱油、醋炒入味，起锅装盘。

【用法】佐餐食用。

【功效】健脾解毒，活血散瘀，祛风通络。适用于糖尿病伴有高血压患者。

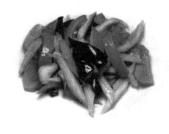

### 肉丝拌海蜇

【原料】猪里脊肉 100 克，海蜇皮 150 克。葱姜汁、蒜泥、食盐、料酒、酱油、醋、胡椒粉、淀粉、香油。

【制作】海蜇皮切丝，洗净泥沙，挤干水分。猪里脊肉切丝，加葱姜汁、调味料及淀粉拌匀上浆。取小碗一只，放入酱油、蒜泥、食盐、醋、胡椒粉、香油，兑制成调味汁待用。将肉丝焯水至熟，捞出沥水。将海蜇丝垫在盘底，肉丝放上，倒上调味汁，随吃随拌。

【用法】佐餐食用。

【功效】清热，养阴，生津。适用于糖尿病伴有高血压、高脂血症等患者。

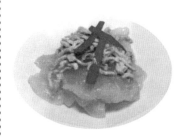

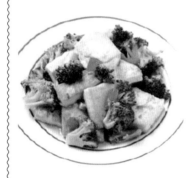

### 西兰花炒豆腐

【原料】西兰花 300 克，豆腐 500 克。红辣椒 10 克，食盐、胡椒粉、水淀粉、食用植物油、姜。

【制作】西兰花切成小朵，用沸水烫片刻，捞出沥干水。豆腐切块。红辣椒切段。姜去皮，切片。起锅，倒入食用植物油加热，下入豆腐块，用小火煎至略黄，铲起。用锅中余油爆香姜片，下红辣椒段翻炒，再依次倒入西兰花、豆腐块，轻轻翻炒几下。下食盐、胡椒粉调味，最后用水淀粉勾薄芡。

【用法】佐餐食用。

【功效】健脑壮骨，补脾和胃。适用于糖尿病患者。

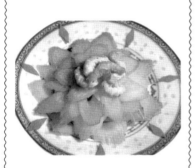

### 金钩芹菜

【原料】西芹 300 克，熟虾仁 30 克。食盐、芝麻香油。

【制作】将西芹去根、叶，留茎洗净改刀成片，入沸水锅中焯透，捞出用凉开水过凉，沥干水分待用。将西芹片、虾仁放入大碗中，加入食盐、芝麻香油拌匀，然后装入盘中，虾仁摆放在上面。

【用法】佐餐食用。

【功效】平肝降压，利尿消肿。适用于糖尿病、慢性气管炎、支气管炎患者。

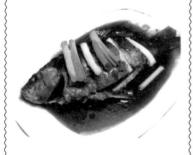

### 大蒜烧鲫鱼

【原料】鲫鱼 600 克，大蒜瓣 100 克。葱段、姜片、料酒、食盐、酱油、食用植物油。

【制作】鱼去鳞、鳃、内脏，清洗干净待用。锅上火烧热，用生姜擦锅，再倒入油烧热，将鱼下锅煎制，待鱼两面呈淡黄色时，烹入料酒、酱油，添加适量清水，加入姜片、食盐大火烧开，转中火烧约 6 分钟，放入大蒜瓣，再烧约 10 分钟，撒上葱段，出锅装盘。

【用法】佐餐食用。

【功效】化气，行水，益气，补脾，健胃。适用于脾胃虚寒、慢性肾炎、糖尿病患者。

## 香菇炒西兰花

【原料】西兰花 450 克。香菇、食用植物油、蒜片、食盐、胡椒粉。

【制作】西兰花洗净，切成块。香菇用热水泡软，洗净挤干水分，切成片。西兰花、香菇片同时放入沸水中烫 3 分钟，捞出。炒锅置大火上，加入食用植物油烧热，下入蒜片炒香，再倒入香菇片炒 1 分钟，加西兰花、食盐翻炒均匀。倒入清水，盖上锅盖，中火焖 5 分钟，期间不断翻炒，去掉蒜片，撒上胡椒粉。

【用法】佐餐食用。

【功效】提高人体免疫力。适用于糖尿病患者。

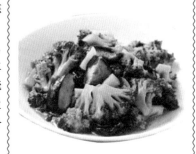

## 菊花蒸茄子

【原料】紫茄子 500 克，鲜白菊花 2 朵。蒜泥、食盐、香油。

【制作】菊花择瓣冲洗干净。茄子去蒂，洗净，顺长切成 4 等份长条放入碗中，撒上菊花瓣，上蒸锅隔水蒸熟。将蒜泥、食盐、香油加入蒸熟的茄子中，用筷子拌匀。

【用法】佐餐食用。

【功效】清热凉血，降压抗癌，活血止痛。适用于高脂血症、高血压、糖尿病、冠心病等患者。

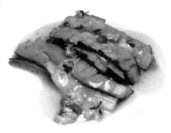

## 大蒜炖生鱼

【原料】活乌鱼 1 条（约 500 克），大蒜瓣 150 克。葱、姜丝，鲜味酱油。

【制作】乌鱼宰杀，整理清洗干净后，在鱼头部两侧各切一刀，不要切断，从尾部向上将鱼肉取下，再鱼皮朝下，将鱼肉批成片。大蒜瓣去皮后洗净，用刀稍拍一下。将鱼片放入瓦钵中，上放大蒜瓣、葱、姜丝，添加少许清水，隔水炖熟。食用时可蘸酱油。

【用法】佐餐食用。

【功效】健脾，利水，消肿，降糖。适用于营养不良性水肿、肝硬化腹腔积液、糖尿病、糖尿病肾病患者。

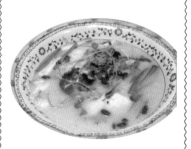

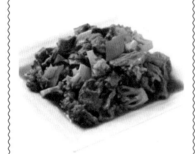

### 西兰花炒牛肉

【原料】嫩牛肉 200 克，西兰花 150 克。胡萝卜、姜、食用植物油、食盐、蚝油、香油、水淀粉、胡椒粉。

【制作】牛肉切成薄片，加少许食盐、水淀粉稍腌。西兰花切成小颗。胡萝卜、姜均切成片。锅烧热，加入食用植物油，下牛肉片炒至八成熟时倒出。锅洗净，烧热，下入食用植物油，待油热时放入姜片、胡萝卜片、西兰花，调入食盐、蚝油炒至断生。加入牛肉片，撒上胡椒粉，用大火爆炒出香味，用水淀粉勾芡，淋入香油。

【用法】佐餐食用。

【功效】肝脏解毒，增强抗病能力。适用于糖尿病患者。

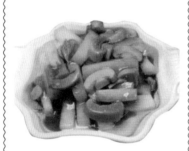

### 口蘑烧冬瓜

【原料】冬瓜 400 克，水发口蘑 100 克。姜末、食盐、料酒、鲜汤、食用植物油。

【制作】冬瓜洗净，去皮及瓤，切成小块。水发口蘑冲洗干净，改刀后待用。锅上火倒入油烧热，投入姜末炸香，下口蘑略煸炒，烹入料酒，添加适量鲜汤烧沸，放入冬瓜，加入食盐，烧至冬瓜熟透，起锅装盘。

【用法】佐餐食用。

【功效】利水清痰，清热解毒。适用于高脂血症、高血压、肥胖症、糖尿病患者。

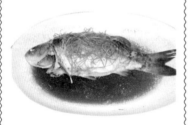

### 沙参天冬蒸鲫鱼

【原料】沙参 10 克，天冬 10 克，鲫鱼 100 克。料酒 10 毫升，葱、姜、食盐适量。

【制作】鲫鱼去鳃、鳞、内脏，沙参、天冬切片，葱姜切丝。天冬、沙参加水 50 毫升，上笼蒸 30 分钟。用料酒、食盐抹在鱼身，放蒸锅内，天冬、沙参片放在鱼身上，药液倒入盘内，再把葱姜放到鱼身上，置大火蒸 12 分钟。

【用法】当菜佐餐，适量食用。

【功效】健脾和胃，利湿消肿。适用于糖尿病中消证患者。

## 香菇生菜

【原料】香菇 50 克，生菜 400 克。水淀粉、食盐、姜、蒜、料酒、食用植物油。

【制作】生菜撕小块，焯水沥干。香菇去蒂，切成块；姜、蒜分别去切末。锅上火倒油烧热，下蒜末和香菇块煸炒片刻，加清水、姜末、料酒煮沸。放生菜炒匀，加料酒、食盐调味，用水淀粉勾芡，出锅装盘。

【用法】佐餐食用。

【功效】镇痛催眠，降低胆固醇。适用于糖尿病患者。

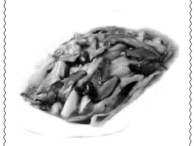

## 苦瓜炒胡萝卜

【原料】苦瓜 150 克，胡萝卜 150 克。食盐、鲜汤、食用植物油。

【制作】苦瓜、胡萝卜洗净。苦瓜对半剖开，去瓤，切成片。胡萝卜亦切成片。锅上火倒入油烧热，投入苦瓜、胡萝卜片翻炒片刻，加少许鲜汤，加入食盐调味，起锅装盘。

【用法】佐餐食用。

【功效】清热解暑，降低血糖。适用于糖尿病伴有眼部疾病的患者。

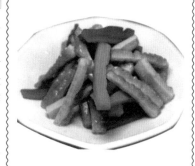

## 清炖乌骨鸡

【原料】野生乌骨鸡 1 只（约 1000 克），黄精 25 克，淮参 10 克。葱段、姜片、食盐、料酒。

【制作】鸡宰杀，清洗整理干净，去尽绒毛，再用清水冲洗干净。将黄精、淮参冲洗干净，切片，用水浸泡后装入鸡腹内。砂锅上火加入适量清水，再放入乌骨鸡、葱结、姜片大火烧开，去浮沫，加入少许料酒，转小火炖至鸡肉熟烂脱骨时，加入少许食盐，再继续炖片刻，出锅装碗。

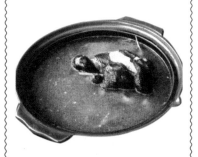

【用法】佐餐食用。

【功效】益气养阴，降低血糖。适用于糖尿病、烦热口渴、咳嗽咽干、溢汗、脾气不足所致少气懒言、四肢倦怠、腹泻或久痢等患者。

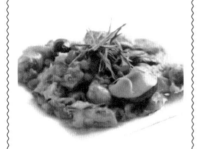

### 香菇蒸滑鸡

【原料】香菇 20 克，鸡肉 700 克。枸杞子 10 克，姜、葱、酱油、食盐、食用植物油、淀粉、料酒。

【制作】香菇用水泡发后洗净，切块。鸡肉洗净，入沸水锅中氽水，沥干后切小块。葱切葱丝。姜去皮，切丝备用。将姜丝拌入鸡块中，加入食盐、酱油、淀粉和料酒，倒入适量食用植物油，腌制半小时，加入香菇块、葱丝、枸杞子。锅内加水煮沸，将装有香菇鸡块的盘子放入锅中，盖上盖，隔水蒸 10 分钟，再焖 3 分钟。

【用法】佐餐食用。

【功效】提高抗病毒能力。适用于糖尿病患者。

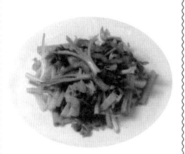

### 辣椒炒芹菜

【原料】芹菜 250 克，红辣椒 100 克。食盐、食用植物油。

【制作】芹菜择洗干净，切成约 3 厘米长的段。红辣椒洗净去蒂，切成丝。锅上火倒入油至 8 成热，投入芹菜、红辣椒丝、食盐大火快速翻炒至断生，起锅。

【用法】佐餐食用。

【功效】降糖，降压，利尿，祛脂。适用于糖尿病、高血压、高脂血症患者。

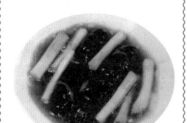

### 大葱烧海参

【原料】水发海参 400 克，葱段 60 克，香菜叶少许。姜丝、蒜片、食盐、料酒、酱油、水淀粉、鲜汤、食用植物油。

【制作】海参切条，放入沸水焯一下，捞出待用。锅上火倒入油烧热，下葱段煸至呈金黄色时取出，加鲜汤，放海参、姜丝、蒜片、料酒、酱油、食盐烧开，转小火煮约 10 分钟，再放入煸过的葱段，中火收汁，勾芡。

【用法】佐餐食用。

【功效】滋阴补血，镇定安神。适用于高脂血症、糖尿病合并胃肠神经病变等患者。

### 口蘑油菜

【原料】口蘑 200 克，油菜 500 克。高汤 150 毫升，红辣椒、水淀粉、食盐。

【制作】油菜去外叶、留心，洗净。口蘑洗净，切成扇形花刀。红辣椒切短丝，油菜头部用小刀开一小口，将红辣椒丝插入，与口蘑一起下沸水锅中稍氽，捞出，沥水。烧锅置火上，添高汤烧热，下入口蘑、油菜，加食盐焖至熟，用水淀粉勾芡。

【用法】佐餐食用。

【功效】活血化瘀，降糖血脂。适用于高脂血症、糖尿病等患者。

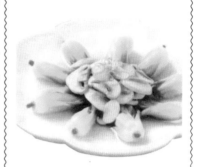

### 山药炖羊肚

【原料】山药 200 克，羊肚 300 克。生姜、葱、食盐、绍酒。

【制作】将羊肚洗净，切成小块，山药洗净切片。将山药、羊肚与诸味调料同入砂锅中，加水 4000～5000 毫升，先用旺火烧沸，再用文火炖熬羊肚至熟。

【用法】每日 2 次，连续服用。

【功效】补脾胃，益气阴。适用于糖尿病之口渴不饮、腰膝酸软、头晕耳鸣等患者。

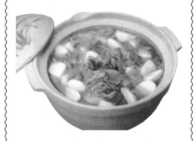

### 小炒蘑菇

【原料】蘑菇 350 克。五花肉、青辣椒、红辣椒、食盐、食用植物油、辣椒油、生抽。

【制作】蘑菇洗净，对切成两半，入沸水锅中氽水，沥干。五花肉洗净，切片。青辣椒、红辣椒均洗净，斜切成片。锅内放食用植物油烧热，放入五花肉片煸炒后盛出。另起锅，放食用植物油，放入蘑菇稍炒，下五花肉片翻炒均匀，入青辣椒、红辣椒炒片刻，调入食盐、辣椒油、生抽炒匀。

【用法】佐餐食用。

【功效】镇咳，稀化痰液。适用于糖尿病患者。

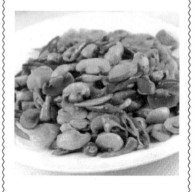

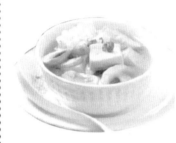

### 口蘑银耳滚豆腐

【原料】口蘑 150 克，豆腐 400 克，银耳 50 克。姜、葱、食盐、香油、胡椒粉。

【制作】银耳放入水中浸透。豆腐切小块。口蘑切小片。姜切片。葱切花。锅内加水煮沸，放入口蘑片、银耳煮片刻，捞起沥水。炒锅置火上，加入沸水、口蘑片、银耳、豆腐块，调入食盐、香油、胡椒粉同煮片刻，撒入葱花。

【用法】佐餐食用。

【功效】补脾开胃，益气清肠，安眠健胃，养阴清热。适用于糖尿病患者。

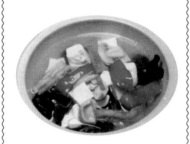

### 辣椒蘑菇烧豆腐

【原料】豆腐两块，辣椒 100 克，蘑菇 150 克，黑木耳（水发）50 克。姜米、食盐、料酒、水淀粉、鲜汤、香油、食用植物油。

【制作】豆腐切成小方块，入沸水锅中焯一下，捞出。蘑菇冲洗干净，切成块。辣椒冲洗干净，切成块。锅上火倒入油烧热，投入辣椒块大火速炒至断生盛出。锅继续上火倒入油烧热，放入姜米煸香，下蘑菇、黑木耳略炒，再烹入料酒，添加适量鲜汤、食盐烧沸，放入豆腐、辣椒，烧开后，淋上水淀粉，出锅装碗淋上香油。

【用法】佐餐食用。

【功效】益气健脾，温中和胃。适用于高脂血症、糖尿病、高血压患者。

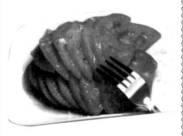

### 凉拌西红柿

【原料】成熟西红柿 400 克。

【制作】西红柿去蒂，冲洗干净，用开水稍烫后，撕去皮，切成片后装盘，再撒上适量绵白糖。食用时拌匀。

【用法】佐餐食用。

【功效】生津止渴，健胃消食。适用于糖尿病患者。

### 金针菇蒸鱼块

【原料】金针菇100克，草鱼肉500克。姜、火腿、香菜、食用植物油、食盐、胡椒粉、料酒。

【制作】草鱼肉切成块状。金针菇切去根部，洗净。姜切丝。火腿切丝。斩好的鱼块加入食盐、料酒、姜丝拌好待用。把金针菇、火腿丝摆在草鱼块上，用大火蒸8分钟后拿出，撒上胡椒粉，浇上热食用植物油，摆上香菜叶。

【用法】佐餐食用。

【功效】抗衰老，养容颜。适用于糖尿病患者。

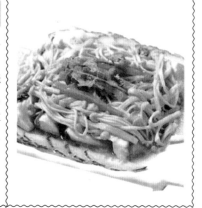

### 百合炖鳗鱼

【原料】河鳗1条（约500克），鲜百合60克，山药60克。葱段、姜片、食盐、料酒、胡椒粉、食用植物油。

【制作】鳗鱼宰杀，剪去尾、除去内脏，从鳃处剪开头部，洗净，斩成小段。百合掰成小瓣。山药去皮，切片待用。锅上火倒入油烧热，投入葱段、姜片煸香，放鳗鱼煎制片刻，烹入料酒，加适量清水烧开，撇去浮沫，再倒入砂锅中，加入百合、山药大火烧开，转小火炖熟，加入食盐调味，撒上胡椒粉。

【用法】佐餐食用。

【功效】滋肾润肺，清心安神。适用于肺肾阴虚型糖尿病，有口舌干燥、咳嗽痰少症状患者。

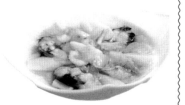

### 葱花烧豆腐

【原料】豆腐100克，葱30克。烹调油10克，酱油、食盐少许。

【制作】将豆腐切成2厘米见方的块，用开水烫一下备用。将葱洗净切成丁备用。锅内放油加热，放入葱丁炒出香味，放入酱油、食盐、清汤，烧开后倒入豆腐，大火收汁。

【用法】当菜佐餐，适量食用。

【功效】养阴润肺。适用于各种类型的糖尿病患者。

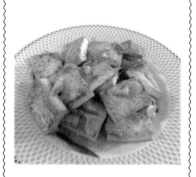

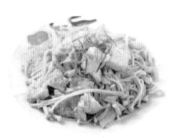

### 金针菇炒蛋

【原料】金针菇 300 克，鸡蛋 4 个。食用植物油、蒜、食盐、酱油。

【制作】鸡蛋打散，加食盐搅匀。金针菇切去老根。蒜切末。起锅倒入食用植物油烧热，下蛋液，小火慢煎至蛋液底部凝固，翻面煎 15 秒，铲起。锅内下食用植物油，加蒜末爆香，倒入金针菇翻炒几下，下煎好的鸡蛋，快速翻炒至金针菇变软后，下酱油、食盐调味。

【用法】佐餐食用。

【功效】改善记忆力。适用于糖尿病患者。

### 辣椒土豆鸡丁

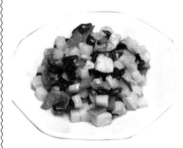

【原料】鸡脯肉 150 克，土豆 100 克，辣椒 100 克，鸡蛋清 1 个。葱、姜汁，食盐、料酒、水淀粉、食用植物油。

【制作】鸡脯肉切丁，加葱姜汁、食盐、料酒拌匀，再以蛋清、水淀粉上浆待用。土豆切丁。辣椒去籽洗净后切成小方块。锅上火倒入油至五成热时，投入鸡丁滑油至熟，倒入漏勺沥油。锅中留少许底油烧热，下土豆丁、辣椒，加入少许食盐炒至断生，再放入熟鸡丁翻炒均匀，用水淀粉勾芡，起锅装盘。

【用法】佐餐食用。

【功效】益气健脾，温中和胃，祛风利湿，降糖。适用于胃寒型慢性胃炎、腹中虚寒、糖尿病、糖尿病足等患者。

### 红烧山药

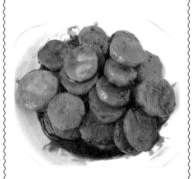

【原料】山药 350 克，清汤 50 克。食盐、食用植物油。

【制作】将山药洗净，削皮，切成块状，放在笼中蒸熟。再将炒锅烧热，放入植物油适量，放入山药块，煸炒一下，放入酱油、食盐、清汤，用小火煨 20 分钟。

【用法】当菜佐餐，适量食用。

【功效】健脾益胃，补肾养肺。适用于糖尿病伴肺虚久咳，或肾虚遗精，或脾胃虚弱等患者。

## 茶树菇栗子鸡

【原料】干茶树菇 100 克，板栗 150 克，鸡肉 600 克。葱段、姜片、干辣椒、酱油、料酒、食用植物油、食盐。

【制作】板栗下锅煮熟，剥皮。干茶树菇提前浸泡，去根部和杂质。鸡肉砍成小块，入沸水中洗去血污。起锅，倒入食用植物油烧热，放入葱段、姜片、干辣椒炒出香味。放入鸡块翻炒，炒至鸡肉变色，加入茶树菇、板栗、酱油、料酒、水，大火煮沸后，加盖，转中火煮 30 分钟至鸡肉酥烂，加食盐调味，待汤汁收浓。

【用法】佐餐食用。

【功效】健脾，益气健胃，补虚扶正。适用于糖尿病患者。

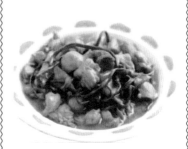

## 干煸鳝鱼丝

【原料】去骨鳝鱼肉 200 克，芹菜茎 50 克。葱花、姜末、蒜泥、豆瓣酱、花椒粉、胡椒粉、食盐、醋、料酒、食用植物油。

【制作】将鳝鱼肉改刀成丝待用。芹菜茎冲洗干净，切成段。豆瓣酱剁碎。锅上火倒入油烧至六成热，投入鳝鱼丝，小火慢慢煸至部分水分蒸发，待鳝鱼丝将要发硬时，捞出沥油。锅中留少许底油，放入豆瓣酱、葱花、姜末、蒜泥煸出香味，烹入料酒，同时投入鳝鱼丝、芹菜，加入少许食盐、花椒粉、胡椒粉炒匀，起锅装盘，淋入少许醋。

【用法】佐餐食用。

【功效】清热利湿，平肝降压，降血糖。适用于各种类型的糖尿病患者，特别是糖尿病伴发高血压尤为适宜。

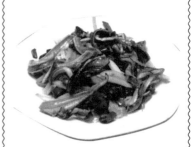

## 炖海蚌

【原料】鲜海蚌适量。

【制作】鲜海蚌在清水中浸 1 夜，漂去泥沙。取蚌肉捣烂，炖熟。

【用法】每日数次温食，每次 50~100 克。

【功效】降低血糖。适用于各种类型的糖尿病患者。

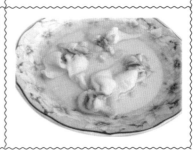

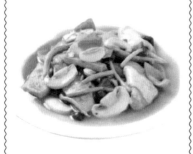

### 茶树菇烧豆腐

【原料】茶树菇 200 克，豆腐 500 克。红辣椒、青辣椒各 20 克，口蘑 30 克，食盐、姜、食用植物油、蚝油、水淀粉。

【制作】红辣椒、青辣椒分别切菱形片。口蘑切片。豆腐切小块。姜切片。锅中倒食用植物油烧热，先下姜片爆香，再放入豆腐块，小火煎至两面金黄。把豆腐块稍微推到锅外沿，接着放入茶树菇、口蘑炒香后，再与豆腐块一起拌炒均匀。加入蚝油和清水，炒匀后用小火慢慢烧至入味，5 分钟后再放入食盐调味，最后放入青辣椒片、红辣椒片拌炒几下，用水淀粉勾芡，铲起装盘。

【用法】佐餐食用。

【功效】增强记忆力。适用于糖尿病患者。

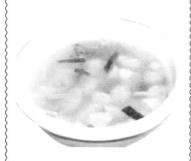

### 蛤蜊炖山药

【原料】山药 300 克，蛤蜊肉 200 克。葱花、姜片、料酒、食盐、胡椒粉、食用植物油。

【制作】蛤蜊肉用水漂洗干净，沥水待用。山药去皮，洗净，切成滚刀块。锅上火倒入油烧热，投入姜片煸出香味，下蛤蜊肉稍煸炒一下，烹入料酒，添加适量水烧开，撇去浮沫，倒入砂锅中，放入山药大火烧开，转小火炖至山药熟烂时，加入食盐调味，放入葱花，撒入胡椒粉。

【用法】佐餐食用。

【功效】补肾，滋阴，润燥。适用于各种类型糖尿病患者。

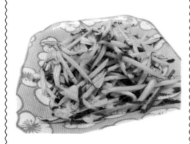

### 凉拌黄瓜

【原料】黄瓜 250 克，芝麻香油 3 克，酱油 3 克，蒜末 2 克，葱白 2 克，食盐 4 克。

【制作】将黄瓜烫洗干净，切成细丝，盛入盘中，浇上作料拌匀。

【用法】佐餐食用。

【功效】清热止渴，降低血糖。适用于糖尿病证属上消者以及糖尿病并发高血压、高血脂、肥胖症等患者。

## 猴头菇炖老鸡

【原料】老母鸡 600 克。猴头菇、山药、枸杞子、党参、黄芪、食盐。

【制作】猴头菇用热水充分泡发，洗净。老母鸡剁块，入沸水中洗去血污，捞起沥干。炖盅内放入鸡肉、猴头菇、山药、枸杞子、党参、黄芪。炖盅加水，放入锅内，煮沸后转小火炖 2 小时，加食盐调味。

【用法】佐餐食用。

【功效】提高免疫力，益气降糖，降脂。适用于糖尿病患者。

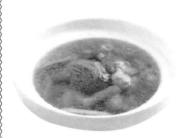

## 芦笋炒山药

【原料】山药 200 克，芦笋 100 克，虾仁 50 克。姜汁、料酒、食盐、水淀粉、香油、食用植物油。

【制作】山药去皮，切长条。芦笋切条。虾仁洗净，加姜汁、食盐、料酒拌匀腌制，拌入淀粉上浆。锅上火倒入油至五成热，放虾仁滑油至熟，倒入漏勺沥油。锅中留少许底油，下芦笋煸炒盛出。锅中添加少许油继续上火，下山药略炒，下芦笋、虾仁，加食盐，溜入少许开水，翻炒入味后，勾芡，淋入香油。

【用法】佐餐食用。

【功效】和胃，降糖。适用于糖尿病、肿瘤、胃功能消化不良、高血压等患者。

## 白果莲子猪肚

【原料】白果仁 30 克，猪肚 1 个，莲子 40 粒。香油 35 毫升，食盐 5 克，葱 10 克，生姜 5 克，蒜 5 克。

【制作】将猪肚洗净，白果仁、莲子去心后装入猪肚内，用针线把口缝合，放入锅内，加水炖熟，捞出晾凉，将猪肚切细丝，同白果仁、莲子同放入盘中，加香油、葱、姜、食盐、蒜拌匀。

【用法】可单食，或佐餐。

【功效】健脾益胃，调节血糖。适用于各种类型的糖尿病患者。

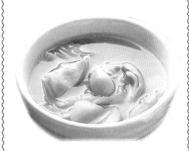

## 平菇炒肉

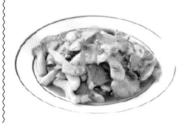

【原料】平菇 200 克，猪肉 500 克。食盐、生抽、料酒、淀粉、食用植物油、姜、葱。

【制作】平菇洗净，切好。姜、蒜、葱均切末。猪肉切片，加食用植物油、食盐、生抽、料酒、淀粉搅拌均匀，腌 20 分钟。猪肉下锅炒至七八成熟，捞起备用。锅内放入食用植物油，爆香葱末、姜末、蒜末，下平菇爆炒片刻后加入瘦肉一起翻炒，再加入食盐和生抽翻炒均匀。

【用法】佐餐食用。

【功效】改善人体新陈代谢、增强体质。适用于糖尿病患者。

## 芦笋鸡肉丝

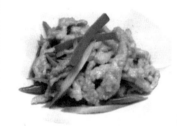

【原料】鸡脯肉 150 克，芦笋 100 克，鲜白灵菇 50 克，红椒丝少许。姜丝、食盐、料酒、草鸡汤、香油、食用植物油。

【制作】鸡脯肉洗净，切成丝，加入料酒拌匀，再余熟。芦笋洗净，切成丝用开水烫一下，沥干水分。白灵菇冲洗干净，用手撕成丝。锅上火倒入油至五成热，投入白灵菇煸炒，再下芦笋炒制片刻，放入鸡肉丝、姜丝，添加适量鸡汤，加入食盐大火烧沸，转小火略煮，起锅装盘，淋入香油，用红椒丝点缀。

【用法】佐餐食用。

【功效】清肺解毒，祛痰杀虫。适用于肝硬化、肝炎、心脏病、糖尿病等患者。

## 沙参炖燕窝

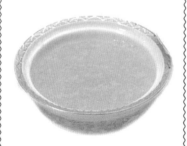

【原料】沙参 15 克，燕窝 2 克，食盐 3 克。

【制作】沙参润透，洗净，切薄片。燕窝温水发透，去除燕毛。将燕窝、沙参共入蒸杯内，加入鸡汤 50 毫升，放于蒸笼内炖 1 小时。

【用法】作早餐食用，每日 1 次。

【功效】滋阴润肺，清热生津。适用于肺热伤津型糖尿病患者。

### 平菇红烧豆腐干

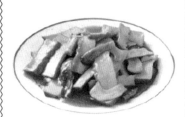

【原料】平菇 100 克，豆腐干 450 克。猪瘦肉 50 克，葱、食盐、酱油、香油、食用植物油、水淀粉。

【制作】清汤豆腐干入沸水锅中略烫，捞出沥干水，切片。猪瘦肉洗净，切成细丝。平菇切小片。葱取葱白，切小段。锅中放食用植物油烧热，下葱白段炸香，然后放平菇片炒片刻。下入豆腐干，加食盐、酱油、清汤、猪瘦肉丝煮沸。改中火烧至豆腐干入味，用水淀粉勾芡，淋入香油。

【用法】佐餐食用。

【功效】补脾益气，护肝健胃。适用于糖尿病患者。

### 枸杞豆腐炖鱼头

【原料】新鲜鲢鱼头 1 个（约 750 克），豆腐 200 克，枸杞子 20 克，莲子、薏苡仁、芡实各 15 克。葱段、姜片、青蒜花、蒜头、胡椒粉、食盐、料酒、食用植物油。

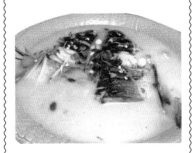

【制作】鲢鱼头去鳃、洗净后，劈成两半。豆腐切成厚片。锅上火倒入油烧热，投入葱段、姜片煸香，放入鲢鱼头略煎，烹入料酒，添加适量清水和枸杞子、莲子（去心）、芡实、薏苡仁、蒜头，大火烧开，撇去浮沫，转入砂锅中，放入豆腐，用中火煨至鱼头熟，待汤汁浓稠，加入食盐调味，撒入青蒜花、胡椒粉。

【用法】佐餐食用。

【功效】滋补肝胃，固摄止渴。适用于各种类型糖尿病患者。

### 清蒸茶鲫鱼

【原料】鲫鱼 500 克，绿茶 50 克。

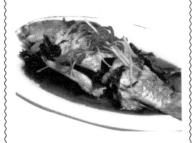

【制作】将鲫鱼宰杀，整理清洗干净。将绿茶装入鱼腹内，放入碗中，上笼清蒸至熟透，淡食鱼肉。

【用法】佐餐食用。

【功效】醒脾开胃，利湿止呕。适用于妊娠呕吐、糖尿病患者。

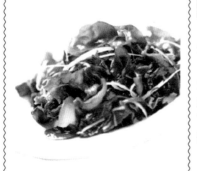

### 葱烧黑木耳

【原料】黑木耳 30 克。大葱 100 克,食盐、酱油、食用植物油、水淀粉。

【制作】黑木耳浸水泡发,捞起,放入沸水中烫熟大葱择洗干净,切成细丝。锅中倒入食用植物油,烧热后放入大葱丝炒出香味,加入烫好的黑木耳,翻炒几下。待大葱炒好后,再加入酱油和食盐,翻炒均匀,出锅前淋入水淀粉勾芡。

【用法】佐餐食用。

【功效】通阳活血,发汗解表。适用于糖尿病患者。

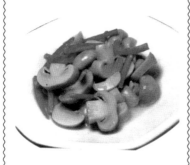

### 蘑菇炒胡萝卜丝

【原料】鲜蘑菇 100 克,胡萝卜 150 克。姜米、辣椒酱、食盐、酱油、料酒、食用植物油。

【制作】将蘑菇、胡萝卜洗净,分别切成片和丝待用。锅上火倒入油烧热,投入姜米爆香,下蘑菇煸炒,再下辣椒酱等各种调味料制成汁盛出。净锅上火倒入油烧热,下胡萝卜丝速炒至断生。放入炒好的蘑菇调味汁,翻炒均匀,出锅。

【用法】佐餐食用。

【功效】补中益气,降糖降压。适用于糖尿病合并眼部疾病、慢性支气管炎、夜盲症等患者。

### 墨鱼炖猪肉

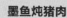

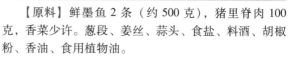

【原料】鲜墨鱼 2 条(约 500 克),猪里脊肉 100克,香菜少许。葱段、姜丝、蒜头、食盐、料酒、胡椒粉、香油、食用植物油。

【制作】墨鱼撕去筋膜,冲洗干净后用刀批成薄片,剞上鱼鳃花刀,焯水待用。猪里脊肉洗净切成片,用刀背将肉片略捶后焯水。将墨鱼片、猪肉片放入砂锅中,加入葱段、姜丝、蒜头、料酒,大火烧沸后撇去浮沫,转小火炖至猪肉酥烂,再加入食用植物油、食盐调味,撒入胡椒粉,淋入少许香油,用香菜点缀。

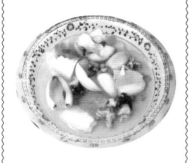

【用法】佐餐食用。

【功效】清肝,利湿,止痒。适用于糖尿病并发外阴炎等患者。

## 香菇黑木耳蒸鲇鱼

【原料】鲇鱼 300 克。水发香菇、水发黑木耳、姜、葱、豆豉、食用植物油、料酒、食盐、酱油。

【制作】将鲇鱼切段，加料酒和食盐腌制 2 小时左右。姜切片。葱切段。锅加油烧至八成热，淋在豆豉上制成豉油，加食盐和酱油调味。将黑木耳码在蒸笼底部，放上姜片和葱段，放入鱼段，在鱼段上放上姜片和葱段，将水发好的香菇切条后放在鱼段上，淋上豉油，上蒸锅用大火蒸 20 分钟，撒上香菜。

【用法】佐餐食用。

【功效】补气，滋阴，开胃。适用于糖尿病患者。

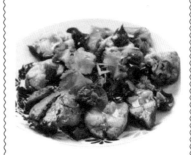

## 炝胡萝卜丝

【原料】胡萝卜 250 克，青辣椒 1 个。姜米、食盐、白酒、醋、香油。

【制作】胡萝卜切细丝，加少许食盐拌匀。青辣椒切细丝，用开水烫一下，沥水后放在胡萝卜丝上。取小碗，加食盐、醋、白酒、香油调匀，浇胡萝卜丝上，撒上姜米。

【用法】佐餐食用。

【功效】润燥明目，健脾化湿。适用于高脂血症、高血压、糖尿病等患者。

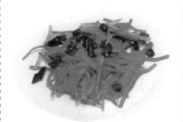

## 归芪炖母鸡

【原料】老母鸡 1 只（约 1500 克），当归 20 克，炙黄芪 60 克。葱结、姜片、食盐、料酒。

【制作】老母鸡宰杀，去绒毛，处理干净。视当归大小，顺刀切几刀。砂锅上火加适量清水，放老母鸡、葱结、姜片、当归、黄芪大火烧开，加少许料酒，转小火炖约 2 小时，加食盐再继续炖至鸡肉酥烂脱骨，起锅。

【用法】佐餐食用。

【功效】补气养血，降低血糖。适用于糖尿病及糖尿病引起的气血不足而神疲乏力、头晕、心悸等症状患者。

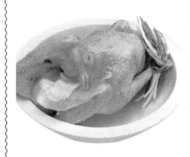

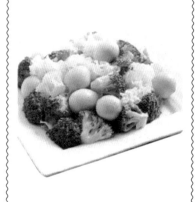

### 银耳西兰花炒鹌鹑蛋

【原料】西兰花 150 克，银耳 50 克，鹌鹑蛋 12 个。葱花、姜丝、食用植物油、食盐。

【制作】西兰花掰成小球状，入沸水锅中余水，沥干后下入油锅中炒成嫩绿色，起锅，过凉水，捞出备用。银耳泡发，洗净，去根蒂，用手掰成小块。鹌鹑蛋煮熟，剥壳，洗净备用。起锅，倒入食用植物油，放入葱花、姜丝煸香，下入西兰花、银耳翻炒。加食盐调味，放鹌鹑蛋，翻炒均匀。

【用法】佐餐食用。

【功效】补气益血，强筋壮骨。适用于糖尿病患者。

### 蘑菇炒肉片

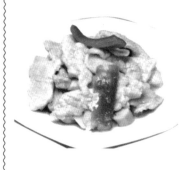

【原料】蘑菇 150 克，猪瘦肉 100 克，青椒 1 个。姜汁、食盐、料酒、淀粉、鲜汤、食用植物油。

【制作】猪瘦肉洗净，切成柳叶片，加入食盐、姜汁、料酒拌匀腌渍片刻，再加入少许淀粉拌和上浆。蘑菇、青椒洗净，分别切成片。锅上火倒入油至五成热，投入肉片滑油至熟，倒入漏勺沥油。锅中留少许底油，投入蘑菇片、青椒片煸炒，溜入少许鲜汤，加入食盐调味，倒入肉片翻炒均匀，用水淀粉勾芡，起锅装盘。

【用法】佐餐食用。

【功效】益气健脾，降低血糖。适用于糖尿病、慢性肝炎、慢性支气管炎等患者。

### 萝卜煲鲍鱼

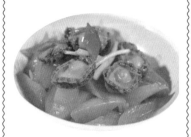

【原料】鲜萝卜 250~300 克，干鲍鱼 20~25 克。

【制作】将干鲍鱼泡发，鲜萝卜去皮，置砂锅于火上，放入清水及鲍鱼、萝卜，共同煲汤服食。

【用法】佐餐食用。

【功效】滋阴清热，宽中止渴。适用于各种类型的糖尿病患者。

## 银耳鸡蓉托

【原料】银耳 50 克，鸡脯肉 150 克。鸡蛋 100 克，番茄 100 克，熟火腿 10 克，食用植物油、食盐、枸杞子、青菜叶、水淀粉、鸡汤。

【制作】鸡蛋去蛋黄，取蛋清打散。银耳洗净，切成小朵。鸡脯肉洗净，剁成泥。熟火腿切成粒。番茄洗净，切片。锅内加水，置于火上，放入银耳，用中火煮片刻，捞起，摆入用番茄片围边的碟中。起锅倒入食用植物油烧热，下入鸡脯肉炒散，加入鸡汤、食盐、枸杞子煮沸，加鸡蛋清，用水淀粉勾芡，起锅倒在银耳上，再撒上熟火腿粒，用青菜叶装饰。

【用法】佐餐食用。

【功效】补脾开胃，益气清肠，安眠健胃。适用于糖尿病患者。

## 南瓜炒西芹

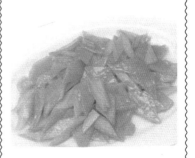

【原料】南瓜 300 克，西芹 200 克。食盐、水淀粉、食用植物油。

【制作】南瓜去皮，去瓤，洗净，切成菱形片，入沸水中焯透，捞出沥水。西芹择洗干净，斜切成段，入沸水中焯烫一下，捞出。锅上火倒入油烧热，放入南瓜、西芹大火略炒，加入食盐炒入味，勾薄芡，起锅装盘一成。

【用法】佐餐食用。

【功效】利尿消肿，平肝降压。适用于高血压、动脉硬化、糖尿病患者。

## 蘑菇炒鸡蛋

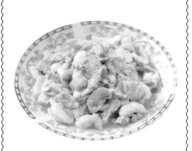

【原料】蘑菇 100 克，鸡蛋 4 个。葱、食用植物油、食盐。

【制作】鸡蛋打入碗中，搅散搅匀。蘑菇洗净，切片。葱切成葱花。另起锅，放食用植物油，烧热后倒入蘑菇片炒熟，加入鸡蛋一起翻炒几下，下食盐调味。

【用法】佐餐食用。

【功效】降低血糖。适用于糖尿病患者。

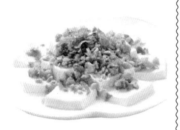

### 花生碎拌豆腐

【原料】花生米 100 克，豆腐 400 克。榨菜 30 克，香菜 5 克，食用植物油适量。

【制作】豆腐切片，装入盘中。香菜切末，榨菜切末。起锅，倒入食用植物油，下入花生米炸熟，捞起沥油，去掉花生衣，压成碎粒。把装有豆腐片的盘子放入蒸锅中，盖好盖子，用大火蒸 8 分钟。待豆腐片蒸好后，撒上熟花生碎、榨菜末和香菜末。

【用法】佐餐食用。

【功效】凝血止血，增强记忆。适用于糖尿病患者。

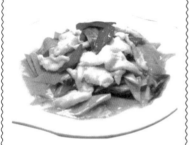

### 南瓜炒肉片

【原料】南瓜 150 克，猪瘦肉 100 克。姜末、料酒、食盐、鲜汤、淀粉、食用植物油。

【制作】南瓜去皮，切菱形片。猪肉切柳叶片，加食盐、料酒拌腌，加淀粉上浆。锅上火倒入油至五成热，放肉片滑油至熟，倒入漏勺沥油。锅中留少许底油，下姜末爆香，投入南瓜片煸炒，加食盐、鲜汤烧沸，倒入肉片炒匀。勾芡，起锅装盘。

【用法】佐餐食用。

【功效】补中益气，降低血糖。适用于各类糖尿病患者。

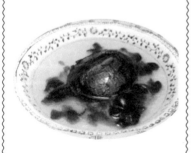

### 黄芪炖甲鱼

【原料】活甲鱼 1 只（约 600 克），黄芪 30 克，红枣 3 个。葱段、老姜片、蒜片、胡椒粉、食盐、料酒、食用植物油。

【制作】甲鱼宰杀，去头、爪，除内脏，清洗干净，再入沸水中焯烫，剁大块。黄芪切薄片。锅上火倒入油烧热，投入葱、姜、蒜煸香，下甲鱼煸炒，烹入料酒，加适量清水淹没鱼肉，大火烧开，转入砂锅中，放黄芪、红枣、食盐，小火炖至鱼肉酥烂，撒入胡椒粉。

【用法】佐餐食用。

【功效】滋阴补肾，温阳益气。适用于各种类型的糖尿病患者。

## 板栗烧菜心

【原料】鲜板栗 250 克，菜心 500 克。水淀粉、食盐、香油、胡椒粉、食用植物油。

【制作】板栗去壳，取肉，洗净，切片。菜心择洗干净，取其嫩心。炒锅内放入食用植物油，烧至五成热，放入板栗炸 2 分钟至呈金黄色时，捞起沥油，盛入小碗内，加食盐，上笼蒸 10 分钟。炒锅置大火上，下食用植物油烧至八成热，放入菜心，加食盐煸炒，用水淀粉勾稀芡，和板栗一起盛入盘中，淋入香油，撒上胡椒粉。

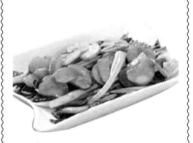

【用法】佐餐食用。

【功效】养胃健脾，补肾强筋、活血止血。适用于糖尿病患者。

## 南瓜炒山药

【原料】南瓜 150 克，山药 100 克。葱花、食盐、鲜汤、水淀粉、食用植物油。

【制作】分别将南瓜、山药去皮，切菱形片。锅上火倒入油至四成热，放南瓜片、山药片炒至断生，倒入漏勺沥油。锅中留少许底油，投入葱花煸香，倒入南瓜片、山药片，加入食盐、鲜汤烧沸，用水淀粉勾芡，锅装盘。

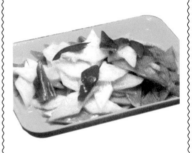

【用法】佐餐食用。

【功效】益气血，止消渴。适用于各种类型糖尿病患者。

## 玉竹枸杞蒸乳鸽

【原料】玉竹 30 克，枸杞子 30 克，乳鸽 1 只。葱段 10 克，姜片 5 克，食盐 3 克。

【制作】玉竹洗净，切小段。枸杞子洗净，去杂质。乳鸽宰杀后去毛、内脏，入沸水锅中汆去血水。将玉竹、枸杞子、乳鸽、姜、葱共入蒸盆内，加入鸡汤 300 毫升，置于蒸笼内，用大火蒸 45 分钟，放入食盐。

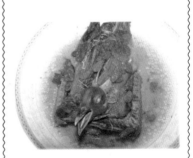

【用法】佐餐食用，每日 1 次，每次食用鸽肉 50 克。

【功效】滋阴补肾。适用于各种类型的糖尿病患者。

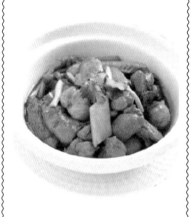

### 板栗烧鸡

【原料】板栗 150 克，鸡肉 750 克。葱、姜、食用植物油、食盐、料酒、酱油、上汤、水淀粉、胡椒粉、香油、香菜。

【制作】板栗去壳，洗净，滤干。鸡肉剔骨，切块。葱洗净，切段。姜去皮，切片。起锅，倒入食用植物油，烧至六成热，放入板栗炸成金黄色，捞起沥油。原锅留余油，烧至八成热，下鸡肉块煸炒至水干，下料酒，再放入姜片、食盐、酱油、上汤焖 3 分钟，加入炸过的板栗，焖至软烂，放入葱段，撒上胡椒粉，用水淀粉勾芡，淋入香油，放香菜。

【用法】佐餐食用。

【功效】养胃健脾，补肾强筋，强壮身体。适用于糖尿病患者。

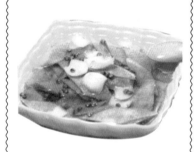

### 南瓜绿豆煲百合

【原料】南瓜 200 克，鲜百合 100 克，绿豆 50 克。

【制作】将南瓜去皮及瓤，洗净，切成小块。百合去根，掰成瓣，洗净。绿豆冲洗干净待用。锅上火添加适量清水，放入绿豆大火烧开，改用小火煨至绿豆将要开花时，放入南瓜煮熟，再加入百合，煮至百合熟时，盛出。

【用法】佐餐食用。

【功效】清肺润燥，滋阴清热。适用于糖尿病患者。

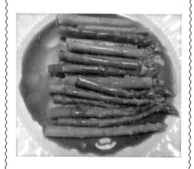

### 凉拌鲜芦笋

【原料】新鲜芦笋 150 克。葱花、姜末、食盐、香油。

【制作】将芦笋洗净后切成丝，放入沸水锅中烫 3 分钟，捞出晾干，置入盘中，再加入适量葱花、姜末、食盐，拌和均匀，淋入香油。

【用法】当菜佐餐，适量食用。

【功效】益气补虚，宁心解烦，止渴降糖。适用于阴虚阳浮型糖尿病患者。

## 芥蓝腰果炒香菇

【原料】腰果 100 克，芥蓝 200 克，香菇 200 克。红辣椒、蒜、食盐、食用植物油、水淀粉、香油。

【制作】红辣椒洗净，切圈。芥蓝切成花状，串上红辣椒圈香菇切片，带红辣椒圈的芥蓝、香菇片分别汆水。腰果炸熟。锅内下食用植物油烧热，将带红辣椒圈的芥蓝、香菇片、腰果入锅中翻炒，加入蒜片、食盐炒匀，用水淀粉勾芡，淋入香油，出锅。

【用法】佐餐食用。

【功效】除邪热，解劳乏，清心明目。适用于糖尿病患者。

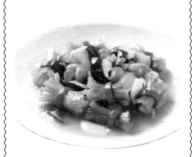

## 荠菜山药

【原料】山药 250 克，荠菜 50 克。姜末、食盐、鲜汤、水淀粉、食用植物油。

【制作】将山药去皮，洗净，切成长方条，放入冷水中浸制片刻，捞出沥水待用。荠菜洗净，切成细末，加入少许食盐腌制片刻待用。锅上火倒入油至五成热，放入山药炒至断生时，倒入漏勺沥油。锅中留少许底油，投入姜末炸香，倒入荠菜略炒，再倒入山药，添加少许鲜汤烧开，加入食盐调味，用水淀粉勾薄芡，出锅装盘。

【用法】佐餐食用。

【功效】和脾，利水，止血，明目。适用于糖尿病患者。

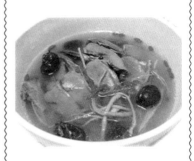

## 猪心炖二参

【原料】新鲜猪心 1 个，党参 30 克，紫丹参 30 克。食盐 1.5 克。

【制作】将猪心剖开洗净，与党参、紫丹参同放入砂锅中，加水适量，文火炖熟，加食盐少许，调匀。

【用法】每日或隔日 1 次，饮汤食猪心。

【功效】益气养阴，活血通络。适用于各型糖尿病性冠心病属气阴两虚，瘀血痹阻患者。

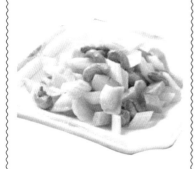

### 西芹百合炒腰果

【原料】腰果 80 克，西芹 100 克，百合 50 克，胡萝卜 50 克。食盐、食用植物油。

【制作】百合切去头、尾，分开数瓣；西芹切成小丁。胡萝卜去皮，切小片。锅内下食用植物油，冷油、小火放入腰果炸至酥脆，捞起沥油，放凉待用。另起锅，下食用植物油烧热，放入胡萝卜及西芹丁，大火翻炒 1 分钟，放百合、食盐，大火翻炒 1 分钟后盛出，撒上放凉的腰果。

【用法】佐餐食用。

【功效】营养滋补。适用于糖尿病患者。

### 枸杞炖兔肉

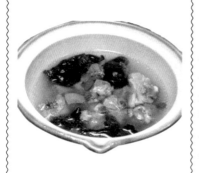

【原料】兔肉 500 克，枸杞子 30 克。葱花、姜片、花椒、料酒、食盐、胡椒粉、鲜汤、食用植物油。

【制作】兔肉洗净，放入淘米水中浸泡 1~2 小时，捞出冲洗干净，沥水后剁成小块。枸杞子用水冲洗干净待用。锅上火倒入油烧热，投入姜片、花椒煸香，下兔肉块炒干表面水分，烹入料酒，加入适量清水和鲜汤烧开，撇去浮沫，再倒入砂锅中，转小火炖至兔肉八成熟，放入枸杞子，加入食盐，继续炖至兔肉熟烂，加入胡椒粉调味，出锅装碗，撒上葱花。

【用法】佐餐食用。

【功效】滋肝肾，补脾胃，阴阳双补。适用于糖尿病肝肾不足者、高血压肝肾亏虚等患者。

### 牡蛎龟甲煲

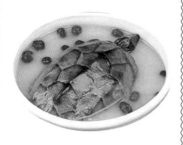

【原料】鲜牡蛎肉 100 克，生龟甲 15 克，白芷 15 克，甘草 3 克，胡萝卜 200 克，红枣 15 克。食盐、酱油、芝麻香油。

【制作】将牡蛎肉、胡萝卜、龟甲等原料洗净，胡萝卜切成小丁块，一起放入煲锅，加上白芷、甘草、食盐、酱油，并加入 1000 毫升水，用慢火煲熟，加入芝麻香油。

【用法】作为汤菜，分 1~2 餐食用。

【功效】软坚散结。适用于糖尿病性心脏病等患者。

## 核桃鸡

【原料】核桃仁50克，鸡脯肉100克。胡萝卜、黄瓜各20克，姜、食用植物油、食盐、醋、水淀粉。

【制作】胡萝卜、黄瓜分别去皮，切丁。鸡脯肉切丁，加食盐腌好。姜去皮，切片。起锅，倒入食用植物油，烧热后下核桃仁，用小火慢炸，炸至酥香时捞出。再下入鸡肉丁泡油，泡至九成熟时倒出待用。下入姜片、胡萝卜丁、黄瓜丁，炒至断生，加鸡丁、食盐、醋，用水淀粉勾芡，撒入炸好的核桃仁。

【用法】佐餐食用。

【功效】健脾消食，润肠通便。适用于糖尿病患者。

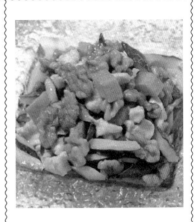

## 海参烧笋片

【原料】水发海参200克，竹笋150克，枸杞子适量。葱段、姜片、食盐、料酒、胡椒粉、水淀粉、鲜汤、蚝油、食用植物油。

【制作】将海参洗净，用刀批成片。竹笋切成片，入沸水中焯透，沥水待用。枸杞子用水冲洗干净。锅上火倒入油烧热，投入葱段、姜片煸香，下笋片、海参，再添加适量鲜汤，加入料酒、食盐大火烧沸；加入枸杞子、蚝油，转小火烧至海参入味酥烂；加入胡椒粉调味，用水淀粉勾芡，出锅装盘。

【用法】佐餐食用。

【功效】滋阴补肾。适用于体质虚弱伴高血压、动脉硬化的糖尿病等患者。

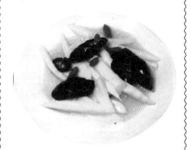

## 木耳海参炖大肠

【原料】木耳30克，海参35克，猪大肠50克。食盐3克，酱油15克。

【制作】将猪大肠翻开洗净，加水同木耳，海参炖熟，后入上述调味品。

【用法】每日1次，饮汤及佐餐食用。

【功效】益精血，补肾气，润肠燥。适用于各种类型的糖尿病患者。

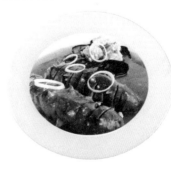

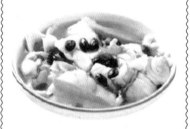

### 黑豆煮鱼

【原料】黑豆100克，鱼肉500克。胡萝卜、姜片、葱花、食盐、茴香粉、香油、料酒。

【制作】将黑豆洗净，加入600毫升水蒸熟。将鱼肉切片，洗净。胡萝卜洗净切片备用。将蒸好的黑豆放入小锅中炖煮，并加入鱼片、姜片以及葱花、食盐、料酒、茴香粉、胡萝卜片，炖煮至鱼肉熟透，再淋上香油。

【用法】佐餐食用。

【功效】消肿下气，润肺燥热，活血利水。适用于糖尿病患者。

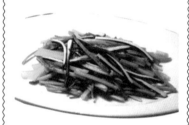

### 芹菜拌豆腐干

【原料】香芹菜150克，五香豆腐干150克，猪里脊肉100克，红甜椒4个。葱、姜汁，食盐、料酒、水淀粉、鲜味酱油、香油、食用植物油。

【制作】芹菜入沸水中焯一下，过凉挤去水分，切段。红椒洗净，切成丝，入沸水中焯烫，用冷开水过凉沥水。豆干切成丝，入沸水中焯烫，沥水。里脊肉洗净，切成丝，加入葱姜汁、食盐、料酒、水淀粉拌匀待用。锅上火倒入油烧热，下肉丝滑散、滑透，倒入漏勺沥油。将芹菜、干丝、肉丝放入锅中，加入食盐、酱油、香油拌匀后，装盘。

【用法】佐餐食用。

【功效】补益气血，降脂、利尿。适用于高血脂、高血压、动脉硬化、糖尿病患者。

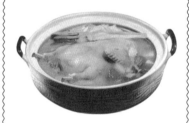

### 芡实煮老鸭

【原料】芡实200克，鸭子1只（约1000克）。食盐5克，黄酒适量。

【制作】将鸭子宰杀好，去毛洗净，将芡实填于鸭腹中，放砂锅内加水煮，煮沸后加入黄酒，改文火煮2小时，至肉烂，加食盐。

【用法】佐餐食用。

【功效】滋阴养胃，固肾涩精。适用于糖尿病肾病之水肿、尿频量多患者。

## 西红柿黄豆烧豆腐

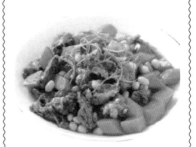

【原料】黄豆 200 克,豆腐 400 克。西红柿 50 克,洋葱 10 克。食用植物油、食盐、香菜、水淀粉。

【制作】清汤豆腐、西红柿切成同样大小的丁。洋葱切粒。香菜切末。锅内加水煮沸后,把豆腐烫一下,去掉豆味,再把黄豆煮至熟透后出锅。起锅,倒入食用植物油,烧热后投入洋葱粒炒香。下入豆腐丁、黄豆、西红柿丁、清汤煮沸,调入食盐,稍煮片刻,用水淀粉勾芡,出锅入碟,撒上香菜末。

【用法】佐餐食用。

【功效】宽中下气,延迟衰老。适用于糖尿病患者。

## 芹菜炒肉丝

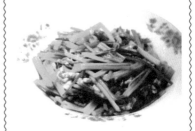

【原料】芹菜 300 克,猪肉 100 克。葱、姜汁,食盐、料酒、水淀粉、食用植物油。

【制作】芹菜切段。猪肉切丝,加入少许葱姜汁、食盐、料酒、水淀粉拌匀待用。锅上火倒入油烧热,放入肉丝滑散、滑透、捞出沥油。锅中留少许底油至八成热,倒入芹菜快速翻炒,随即溜入少许冷水略炒,放入肉丝,加入食盐炒匀,出锅装盘。

【用法】佐餐食用。

【功效】补益气血,降脂,利尿。适用于营养不良、高血脂、高血压、糖尿病患者。

## 苦瓜香菜炒肉丝

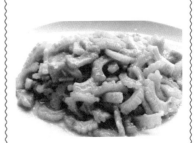

【原料】猪瘦肉 60 克,苦瓜 300 克,香菜 25 克。葱、姜、食盐、料酒、食用植物油。

【制作】将苦瓜,去籽后切成片。猪瘦肉切细丝,与苦瓜片一起放入油锅,加葱花、姜末煸炒出香味,加料酒,以武火熘炒至肉丝熟烂,加香菜末翻炒,加食盐,炒匀。

【用法】佐餐食用。

【功效】养阴清热,降低血糖。适用于中老年 2 型糖尿病患者。

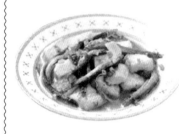

### 泥鳅烩豆腐

【原料】泥鳅250克，豆腐100克。食盐、水淀粉、葱、姜、料酒、食用植物油。

【制作】泥鳅活杀，去肠脏，并用沸水汆去血水，去黏液后待用。豆腐洗净，切小块。葱洗净切花。姜洗净切片。锅内放食用植物油，下姜片爆香，再下入泥鳅，加少许料酒，再下豆腐块微煎，下适量清水，加食盐调味，用水淀粉勾芡，小火焖透，撒上葱花。

【用法】佐餐食用。

【功效】健脾利湿，清肺健肤。适用于糖尿病患者。

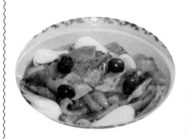

### 黄精烧海参

【原料】水发海参400克，黄精15克，火腿片25克，红枣6颗。青菜心、姜丝、蒜片、食盐、料酒、酱油、水淀粉、食用植物油。

【制作】海参顺长切成片，入沸水焯一下。黄精冲洗后切成片。红枣洗净去核。菜心洗净，焯水待用。锅上火倒入油烧热，下姜、蒜煸香，放入海参、火腿片、黄精、红枣、料酒、酱油、食盐烧制，小火烧至海参酥软时，再下菜心，勾芡后起锅装盘。

【用法】佐餐食用。

【功效】润肺养阴，补脾益气。适用于高血压、高脂血症及冠心病、糖尿病患者。

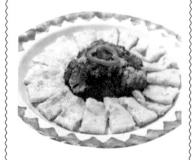

### 西兰花蛋饼

【原料】西兰花50克，鸡蛋3个。榨菜丝10克，食用植物油、食盐。

【制作】西兰花泡食盐水后洗净，切成小朵。榨菜丝切末。西兰花用沸水烫熟，捞出沥干水，摆入碟中，堆成一团。鸡蛋打散，加入食盐、榨菜末拌匀。炒锅下食用植物油烧热，倒入鸡蛋，小火煎成蛋饼，煎至两面金黄后铲起，切成小块，摆在西兰花的周围。

【用法】佐餐食用。

【功效】健脾开胃，补气添精、增食助神。适用于糖尿病患者。

### 香菇豆腐炖泥鳅

【原料】泥鳅250克、豆腐100克、香菇50克。葱白、生姜片、食用植物油、食盐。

【制作】泥鳅入沸水锅中氽去血水，去掉黏液。香菇切块。豆腐切小块，用热水略氽。起锅，倒入食用植物油，烧至四成热时，加葱白、生姜片、泥鳅，炒至变黄，加水、食盐、豆腐、香菇块，大火煮沸，改小火再煮40分钟。

【用法】佐餐食用。

【功效】温胃健脾。适用于糖尿病患者。

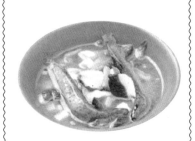

### 芹菜炒香干

【原料】芹菜200克，香干100克，猪里脊肉50克，红椒少许。葱花、姜末、食盐、料酒、鲜汤、水淀粉、食用植物油。

【制作】猪肉切丝，放碗中，加料酒、食盐、水淀粉拌匀。豆干切细条。芹菜切段。红椒切条。锅上火倒入油烧热，投葱花、姜末煸香，下肉丝炒熟盛出。净锅上火倒油烧热，下芹菜大火速炒，倒肉丝、豆干，加入少许鲜汤、食盐炒匀入味，出锅装盘。

【用法】佐餐食用。

【功效】补虚明目，清热平肝，祛风利湿。适用于动脉硬化、高血压、糖尿病患者。

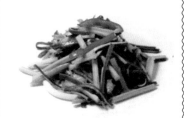

### 金银豆腐

【原料】金针菜20克，银耳10克，冬菇50克，豆腐200克，粉条30克。葱丝5克，食盐3克，胡椒粉适量。

【制作】将食用植物油放入锅内烧热，投葱丝、豆腐煎香，加清水适量，加入金针菜、银耳、冬菇，用小火炖出香味时，放入粉丝炖熟，再加入食盐、胡椒粉。

【用法】佐餐食用，每日1次。

【功效】清肺养胃，降脂降糖。适用于肺胃阴虚型糖尿病或糖尿病并发肺结核、支气管炎、便秘等患者。

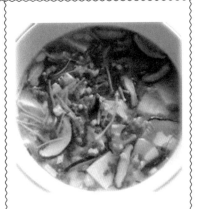

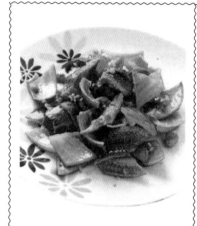

### 洋葱炒黄鳝

【原料】黄鳝 750 克，洋葱 50 克。姜、蒜、干辣椒、清汤、酱油、料酒、香油、水淀粉、胡椒粉、食用植物油。

【制作】黄鳝宰杀后切长段。洋葱去老皮，洗净，切成片。干辣椒切成小片。姜、蒜洗净，均切成末。锅内下食用植物油烧热，下黄鳝片爆炒，入酱油、姜末、洋葱片、干辣椒、料酒，加盖焖 3 分钟，烹入清汤，继续焖，用水淀粉勾芡，撒上蒜末，淋入香油，撒胡椒粉。

【用法】佐餐食用。

【功效】理气和胃，健脾。适用于糖尿病患者。

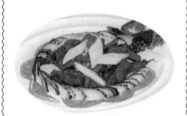

### 青瓜牛柳

【原料】牛里脊肉 200 克，青瓜 150 克，鸡蛋清 1 个。葱、姜汁，食盐、料酒、酱油、胡椒粉、海鲜酱、水淀粉、食用植物油。

【制作】黄瓜切片。牛里脊肉切条，加葱姜汁、料酒、食盐、胡椒粉、海鲜酱拌匀，腌约 20 分钟，加蛋清、淀粉上浆。锅上火倒油至五成热时，倒浆好的牛肉滑油至熟，倒漏勺沥油。锅中留少许底油，投黄瓜条煸炒，倒入牛肉，加调味料炒匀，起锅装盘。

【用法】佐餐食用。

【功效】补中益气，滋养脾胃。适用于肥胖症、高血压、高脂血症、水肿、糖尿病患者。

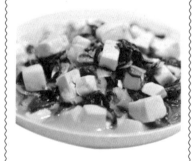

### 鸡汤豆腐小白菜

【原料】豆腐 100 克，小白菜 250 克，鸡汤 200 克，食盐 5 克，姜丝 3 克。

【制作】将豆腐洗净，用开水烫一下，切成骨牌大小的方块。小白菜洗净切成寸段。鸡汤盛入锅中，加热，水开后，放入豆腐、白菜，煮开，加入姜丝、食盐，旺火烧开（鸡汤应撇掉浮油）。

【用法】佐餐食用，适量食用。

【功效】清热降压，降低血糖。适用于各种类型的糖尿病患者。

### 韭菜炒黄鳝

【原料】黄鳝400克，韭菜150克。蒜、姜、食盐、食用植物油。

【制作】黄鳝处理干净后切片。韭菜切段。蒜去皮，切末。姜洗净，切片。起锅，倒入食用植物油，烧热后下蒜末、姜片爆香，再下入黄鳝片翻炒几下，接着入韭菜段煸炒，撒上食盐调味，翻炒均匀。

【用法】佐餐食用。

【功效】疏调肝气，增进食欲。适用于糖尿病患者。

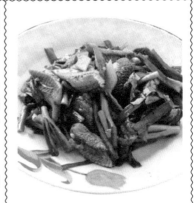

### 青椒炒鸡蛋

【原料】青椒200克，鸡蛋3只。食盐、料酒、食用植物油。

【制作】青椒切细丝。鸡蛋磕入碗中，加入食盐、料酒搅匀。炒锅上火倒入油烧热，倒入蛋液炒熟，装盘。锅继续上火倒入油烧热，下青椒大火煸炒至断生，加食盐炒匀，倒入炒好的鸡蛋翻炒均匀，出锅装盘。

【用法】佐餐食用。

【功效】温中和胃，散寒祛湿。适用于糖尿病、糖尿病胃轻瘫、糖尿病足等患者。

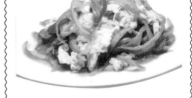

### 辣椒鲫鱼

【原料】活鲫鱼2条（约500克），辣椒150克。姜片、料酒、食盐、酱油、食用植物油。

【制作】将鱼处理干净，两面剞花刀，沥干水分。辣椒去籽，切块。锅上火烧热，用生姜擦锅，倒油烧热，将鱼下锅煎至表面呈淡黄色。锅中留少许底油，投姜片煸香，下辣椒略炒后垫底，再放入煎好的鲫鱼，加料酒、酱油、食盐、适量清水，大火烧开，转小火焖烧约15分钟，大火收汁后出锅装盘。

【用法】佐餐食用。

【功效】益气利尿，温中和胃，降糖。适用于糖尿病、糖尿病胃轻瘫、糖尿病肾病、慢性胃炎等患者。

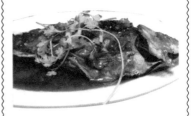

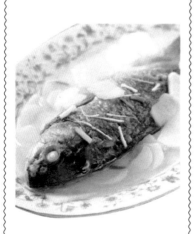

### 萝卜炖鲤鱼

【原料】鲤鱼 600 克，萝卜 400 克。姜、葱、蒜、酱油、料酒、食用植物油、食盐、胡椒粉、水。

【制作】将鲤鱼处理干净。放食盐、料酒、酱油和胡椒粉腌制，下油锅煎透。萝卜切厚片。葱切段。姜切丝。蒜切片。取炖锅，萝卜片放在锅底部，鲤鱼放白萝卜片上。锅上火放油烧热，用葱段、姜丝和蒜片爆香，加水和食盐煮沸，倒炖锅内，将炖锅置于大火上煮沸后，改小火炖至鲤鱼熟透，淋香油。

【用法】佐餐食用。

【功效】化痰清热，下气宽中。适用于糖尿病患者。

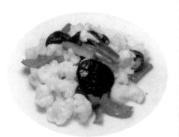

### 香菇炒菜花

【原料】花菜 250 克，水发香菇 100 克。葱、姜片、食盐、水、水淀粉、食用植物油。

【制作】花菜掰小朵，入沸水中焯透。香菇去蒂，用刀批成薄片。锅上火倒入油烧热，投入葱段、姜片煸香，下香菇略炒，加入水、食盐烧开，取出葱、姜，再放入花菜烧至入味，用水淀粉勾芡，起锅装盘。

【用法】佐餐食用。

【功效】生津止渴。适用于动脉硬化及糖尿病、糖尿病合并高血压、高血脂等患者。

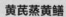

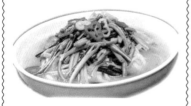

### 黄芪蒸黄鳝

【原料】黄芪 30 克，枸杞子 30 克，黄鳝 100 克。姜片 10 克，葱段 10 克，食盐 3 克，胡椒粉 2 克。

【制作】将黄鳝在沸水锅中焯一下，放入蒸杯内，加入枸杞子、黄芪、姜、葱、食盐、料酒，放入大火大气蒸笼内蒸 40 分钟，撒入胡椒粉。

【用法】佐餐食用，每日 1 次，每次吃黄鳝 50 克。

【功效】补肾气，降血糖。适用于各种类型的糖尿病患者。

### 香糟烧鲤鱼

【原料】鲤鱼 750 克，排骨 150 克。香糟汁 30 毫升，姜、葱、食盐、清汤、食用植物油。

【制作】鲤鱼宰杀，洗净，切两段。排骨斩成块。姜切片。葱切段。烧热炒锅，下食用植物油烧至微沸，放入鲤鱼煎至两面金黄色，取出待用。炒锅洗净，中火烧热，下食用植物油，放入姜片、葱段、排骨爆香，加入煎好的鲤鱼、食盐、清汤，将香糟汁淋在鱼面上，加盖，用中火焖烧 30 分钟至香味透出。

【用法】佐餐食用。

【功效】补脾健胃，利水消肿。适用于糖尿病患者。

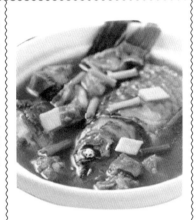

### 茼蒿炒胡萝卜

【原料】茼蒿茎 100 克，胡萝卜 200 克，红椒丝少许。食盐、食用植物油。

【制作】将茼蒿茎洗净待用。胡萝卜切丝。锅上火倒入油烧至八成热，投红椒丝、茼蒿茎、胡萝卜丝大火速炒，加食盐，出锅。

【用法】佐餐食用。

【功效】健脾补中，行气消食。适用于脾虚气滞之食欲不振、胃胀不适等患者，特别是肥胖型糖尿病患者尤为适用。

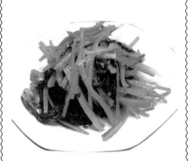

### 黄瓜炒木耳

【原料】黄瓜 100 克，黑木耳 100 克，虾仁 25 克，黄花菜 30 克，葱、生姜丝、食盐、芝麻香油、清汤、食用植物油。

【制作】木耳用温水浸泡。虾仁用冷水泡软。黄瓜洗净切成片。炒锅用旺火烧热，加入食用植物油少许，放入黑木耳、虾仁、黄花菜煸炒，加入食盐、清汤，烧沸后再加入黄瓜片、葱、姜，再烧沸后淋上芝麻香油，出锅。

【用法】供佐餐用。

【功效】清热凉血，补血益气，养阴润肺、降低血糖、血脂。适用于糖尿病并发高脂血症患者。

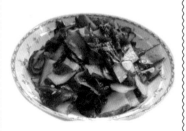

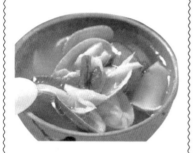

### 百合枸杞煲蛤蜊

【原料】蛤蜊 150 克，冬瓜 100 克，鲜百合 30 克。枸杞子 5 克，姜、食盐、料酒、胡椒粉、清汤。

【制作】将鲜百合、蛤蜊洗净。冬瓜去皮，切片。姜去皮，切片。取一个砂煲，加入清汤，用中火煮沸，下入蛤蜊、枸杞子、冬瓜片、姜片、料酒，加盖，改小火煲 40 分钟。投入鲜百合，继续用小火煲 30 分钟，调入食盐、胡椒粉。

【用法】佐餐食用。

【功效】润肺益气。适用于糖尿病患者。

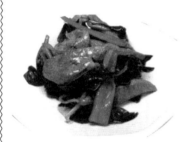

### 菠菜炒猪肝

【原料】小颗菠菜 200 克，猪肝 150 克。葱、姜汁、食盐、料酒、淀粉、食用植物油。

【制作】猪肝切成片，加少许葱姜汁、食盐、料酒、淀粉拌匀待用。菠菜择洗干净，切成段（如菠菜小可以不切）。锅上火倒入油烧热，下猪肝滑油，至猪肝变色断生，捞出沥油。锅中留少许底油，下菠菜、食盐大火煸炒至断生，倒入猪肝炒匀，出锅装盘。

【用法】佐餐食用。

【功效】补肝，养血，明目。适用糖尿病伴高血压患者。

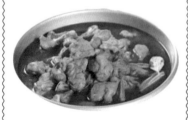

### 红焖羊肉

【原料】瘦羊肉 80 克，胡萝卜 20 克，芹菜 20 克。番茄酱少许，香叶少许，烹调油 10 克，食盐、胡椒粉、洋葱少许。

【制作】瘦羊肉切约 2 厘米方块，开水烧 5 分钟，捞出备用。胡萝卜、芹菜切成条，洋葱切块。锅内放油，烧热，放洋葱、香叶炒出香味，放入番茄酱炒约 1 分钟，放 150 克清汤烧开，加入羊肉、食盐，中火炖至八成熟，放入胡萝卜、芹菜，大火炖熟，放胡椒粉出锅。

【用法】当菜佐餐，适量食用。

【功效】益肾养神，滋阴养胃。适用于各种类型的糖尿病患者。

### 干贝香菇蒸豆腐

【原料】豆腐 500 克，干香菇 10 克，胡萝卜 15 克，干贝 30 克。食用植物油、生抽、食盐。

【制作】干香菇泡发撕丝。干贝泡发切丝。胡萝卜切粒。锅里倒食用植物油烧热，下干贝爆炒一下，倒入香菇丝和胡萝卜粒翻炒，加食盐、生抽和泡干贝的水煮沸，盛起备用。豆腐切块摆盘，入笼蒸 5 分钟，再将炒好的干贝丝、香菇丝、胡萝卜粒倒在豆腐面上，蒸10 分钟。

【用法】佐餐食用。

【功效】滋阴补肾，调中下气。适用于糖尿病患者。

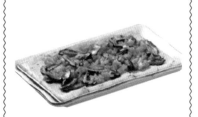

### 蒜泥拌萝卜丝

【原料】白萝卜 300 克，紫皮大蒜头 1 个，香菜少许。食盐、鲜味酱油、香油。

【制作】将萝卜洗净，切成细丝，加入少许食盐拌匀腌渍约 20 分钟。大蒜头剥去皮后打成泥。香菜洗净，切成末。将萝卜丝稍揉几下，挤去部分水后放入碗中，加入蒜泥、酱油、香菜、香油拌匀，装盘。

【用法】佐餐食用。

【功效】开胃消食，降低尿酸。适用于痛风、食积胀满、糖尿病等患者。

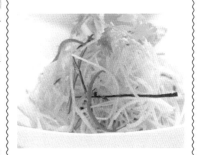

### 韭菜炒虾仁

【原料】虾仁 200 克，韭菜 100 克，枸杞子 30 克。姜汁、料酒、食盐、淀粉、食用植物油。

【制作】虾仁加入姜汁、料酒、食盐拌匀放置片刻，再加淀粉上浆待用。韭菜择洗干净，切成段。枸杞子冲洗干净，用水泡软。锅上火倒入油烧热，投入浆好的虾仁滑油至熟，倒入漏勺沥油。锅中留少许底油，下韭菜、食盐大火速炒，随即倒入虾仁炒匀，出锅装盘。

【用法】佐餐食用。

【功效】补益肝肾、滋养气血、降血糖。适用于糖尿病患者。

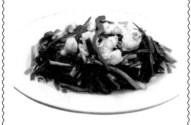

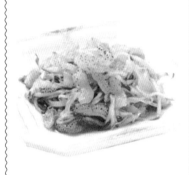

## 凉拌海蜇黄瓜丝

【原料】海蜇 100 克，黄瓜 150 克。香油、酱油、醋、食盐。

【制作】黄瓜洗净，去皮，切丝。海蜇漂洗净，切丝，撒在黄瓜丝上。将食盐、香油、醋、酱油调好汁，浇在海蜇黄瓜丝上。

【用法】佐餐食用。

【功效】清热解毒，化痰软坚，降压消肿。适用于糖尿病患者。

## 肉末冬瓜

【原料】冬瓜 400 克，猪瘦肉的绞肉 100 克，红甜椒 1 个。葱末、姜末、豆瓣酱、料酒、酱油、食盐、鲜汤、食用植物油。

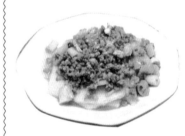

【制作】将冬瓜洗净，去皮及瓤，在去皮的一面剞上"十"字花刀，然后切成边长 3 厘米见方的块。红甜椒洗净，去籽，切碎成米粒状。锅上火倒入油烧热，下肉末略煸，烹入料酒、酱油，放入豆瓣酱、葱姜末、红甜椒，添加少许鲜汤，待肉末烧熟装入碗中。净锅上火倒入油烧热，下冬瓜略炒，添加适量鲜汤，加入食盐烧熟，盛入盘中，将剞"十"字花刀面朝上，浇上肉末。

【用法】佐餐食用。

【功效】消热，利水，消肿。适用于糖尿病、动脉硬化症、肥胖者等患者。

## 枸杞肉丝

【原料】枸杞子 100 克，猪瘦肉 500 克，青菜 100 克。食用植物油 100 克，食盐、白糖、料酒、酱油、香油。

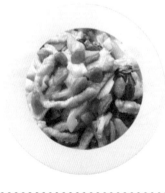

【制作】将肉洗净，切成 5 厘米长的丝。青笋洗净。枸杞洗净待用。将炒锅加食用植物油烧热，再将肉丝、青菜同时下锅，烹入料酒，加入糖、酱油、食盐搅匀，放入枸杞子，翻炒几下，淋入香油，炒熟。

【用法】佐餐食用。

【功效】滋阴补肾，降胆固醇，降血糖。适用于各种类型的糖尿病患者。

### 芹菜炒海蜇

【原料】海蜇皮 250 克，芹菜 150 克。食盐、醋、香油。

【制作】把海蜇皮放入清水中浸泡 12 小时（中间换水 1 次），去除海蜇的咸味，切细丝。芹菜洗净，切丝。锅置火上，放清水烧至微沸，倒入海蜇丝稍微烫一下，捞出沥净水，放在碗里，加上食盐、醋拌匀。锅置火上，放香油烧至八成熟，放入芹菜丝稍炒，倒入调好味的海蜇丝，迅速翻炒均匀，出锅装盘。

【用法】佐餐食用。

【功效】安定情绪，消除烦躁。适用于糖尿病患者。

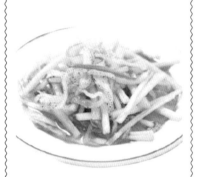

### 爽口菠菜松

【原料】小颗菠菜 400 克。姜米、食盐、香油。

【制作】将小菠菜去黄叶、根须，洗净后入沸水锅中烫一下，随即捞出放入冷开水中过凉，捞出挤去水分，再切成碎末（越细越好）。将切碎的菠菜放入碗中，加入食盐、香油一起拌匀，装盘后，撒上姜米。

【用法】佐餐食用。

【功效】清热泻火，润燥调中。适用于糖尿病伴高血压属火盛津亏患者。

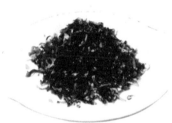

### 党参蘑菇烧鸡肉

【原料】党参 30 克，蘑菇 50 克，鸡肉 200 克。姜片 10 克，葱段 10 克，食盐 3 克，酱油 10 克，料酒 10 克，植物油 40 克。

【制作】党参润透，切小段。蘑菇洗净，切薄片。鸡肉洗净，切小方块。起油锅，加入姜、葱爆香，投入鸡肉、酱油、料酒，炒变色，再加入党参、蘑菇、食盐、上汤 200 毫升，烧熟。

【用法】佐餐食用，每日 1 次，每次食鸡肉 50 克。

【功效】补气益血。适用于糖尿病患者。

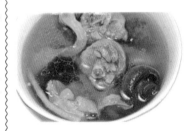

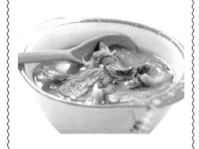

### 清烩海参

【原料】海参500克，胡萝卜、荷兰豆各50克。高汤250毫升，食用植物油、水淀粉、葱花、姜丝。

【制作】将洗净的海参在放有葱花、姜丝的水中煮5分钟后捞出切成片。胡萝卜切片。荷兰豆切去头、尾。锅中放食用植物油烧热，下姜丝炒香，倒入荷兰豆、高汤、胡萝卜片、海参片，加盖煮4分钟。用水淀粉勾芡。

【用法】佐餐食用。

【功效】降压，强心，延缓衰老。适用于糖尿病患者。

### 山药炒猪腰

【原料】猪腰2只，山药100克，红椒1个。葱花、姜丝、食盐、料酒、胡椒粉、水淀粉、鲜汤、食用植物油。

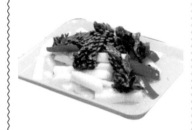

【制作】将猪腰从中间剖成两半，去掉膜皮及白色腰臊，改成梳子刀条，放入碗中加少许淀粉拌匀。山药去皮切细条。红椒去籽，切丝。锅上火倒入油至六成热，倒猪腰滑散滑熟，捞出沥油。锅中留少许底油，投入姜丝、葱花略煸，再放入青椒丝、山药条炒制，添加少许鲜汤，倒入猪腰，烹入料酒，加入食盐炒匀后撒上胡椒粉，勾薄芡，出锅装盘。

【用法】佐餐食用。

【功效】滋阴润燥，补肝滋肾。适用于糖尿病患者。

### 香干炒葱头

【原料】香干3块，洋葱头3个。食盐、酱油、食用植物油。

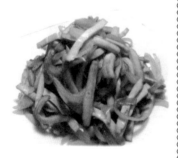

【制作】将葱头切丝盛入碗中，加少许食盐揉搓，腌渍10分钟。香干切细丝。炒锅置火上，加植物油，中火烧至七成热，下洋葱丝，急火翻炒，加香干丝，加酱油熘炒。

【用法】佐餐食用。

【功效】生津止渴，健胃宽胸，行气降糖。适用于糖尿病患者。

## 海带炒鸡丝

【原料】鸡脯肉 100 克，泡发好的海带 150 克，辣椒 10 克，姜、韭菜花、食用植物油、食盐、水淀粉。

【制作】鸡脯肉洗净，切丝，加食盐、水淀粉腌好。海带洗净，切丝。辣椒去蒂、子，切丝。姜去皮，切丝。韭菜花切段。起锅倒入食用植物油，待油温 90℃时投入鸡脯肉丝，炒至八成熟时倒出。下入姜丝、韭菜花、海带丝、辣椒丝翻炒，放鸡脯肉丝、食盐炒至入味，用水淀粉勾芡，出锅装盘。

【用法】佐餐食用。

【功效】调节免疫，降脂降压。适用于糖尿病患者。

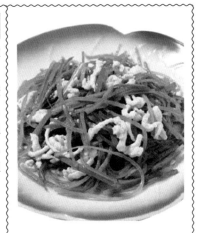

## 胡萝卜炒青蒜

【原料】胡萝卜 150 克，青蒜 150 克。食盐、酱油、料酒、食用植物油。

【制作】将胡萝卜洗净，切成丝。青蒜择洗干净，切成段。锅上火倒入油烧热，下胡萝卜丝、青蒜翻炒片刻，烹入料酒，加入食盐、酱油炒制入味，出锅装盘。

【用法】佐餐食用。

【功效】健胃消食，顺气化痰。适用于食少胸闷痰多的冠心病及糖尿病患者。

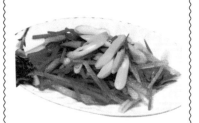

## 金针菇炒鳝鱼丝

【原料】活黄鳝 400 克，金针菇 100 克。葱、姜汁、剁椒、胡椒粉、食盐、醋、料酒、淀粉、鲜汤、食用植物油。

【制作】黄鳝切丝，加葱姜汁、食盐、料酒拌匀。金针菇去根切段。锅上火倒入油烧热，投入鳝鱼丝滑油至熟，倒漏勺沥油。锅中留少许底油，投入剁椒、金针菇煸炒，添少许鲜汤、食盐，勾薄芡，倒鳝鱼丝翻炒均匀，淋入少许醋、食用植物油，撒上胡椒粉，出锅装盘。

【用法】佐餐食用。

【功效】益气血，降脂，降糖。适用于高脂血症、糖尿病等患者。

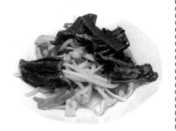

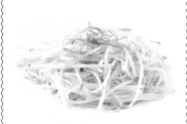

### 葱油炒黄豆芽

【原料】黄豆芽 500 克。食用植物油、食盐、大葱。

【制作】黄豆芽去根、须。葱切段。炒锅置火倒油，大火烧至 6 成热，下入葱段煸香。倒黄豆芽，加食盐，迅速炒熟，出锅。

【用法】佐餐食用。

【功效】清热明目，补气养血。适用于糖尿病患者。

### 西芹百合炒鸽脯

【原料】鸽脯肉 200 克，西芹 100 克，鲜百合 50 克，胡萝卜少许。葱汁、姜汁、食盐、料酒、鲜汤、水淀粉、食用植物油。

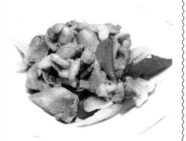

【制作】将鸽脯肉洗净，批成薄片，加入葱、姜汁、食盐、料酒腌渍入味，用水淀粉上浆待用。西芹去叶、根，洗净，斜切成片。百合去根，剥成瓣，洗净待用。锅上火倒入油烧热，投入浆好的鸽脯肉过油至熟，捞出沥油待用。锅中留少许底油，放入西芹、百合略炒，加入食盐、鲜汤快速翻炒入味，勾薄芡后，倒入鸽脯肉炒匀，出锅装盘。

【用法】佐餐食用。

【功效】清热解毒，降压降脂。适用于上消型糖尿病患者。

### 苦瓜拌海米

【原料】苦瓜 250 克，豆豉 50 克，海米 75 克。食盐、花椒油、蒜泥、醋。

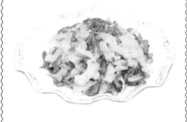

【制作】海米用温水浸泡后剁成细末。把苦瓜、香菜切小段。苦瓜去瓤、籽，切细丝，用沸水氽过备用。将苦瓜与海米一起放入碗内，再放入豆豉拌匀。锅烧热，放入拌好的苦瓜、海米，放入食盐、花椒油、蒜泥、醋，并放入少量开水，煮沸搅匀。

【用法】佐餐食用。

【功效】降血压，降血糖，降血脂。适用于 2 型糖尿病患者，尤其适合于 2 型糖尿病合并高血压或高脂血症患者。

## 黄豆芽炒鸡蛋

【原料】黄豆芽 200 克，鸡蛋 2 个。辣椒 10 克，蒜苗、蒜、食盐、生抽、食用植物油。

【制作】辣椒切片。蒜切末。蒜苗切段。鸡蛋磕入碗内，搅匀。起锅，倒入食用植物油，烧热后下入鸡蛋液，炒至将熟，铲起装盘。原锅再下入食用植物油，放入蒜末和辣椒片爆香，放入黄豆芽翻炒。待黄豆芽炒软后，下入鸡蛋和蒜苗，炒熟后调入食盐、生抽。

【用法】佐餐食用。

【功效】清热利湿，消肿除痹。适用于糖尿病患者。

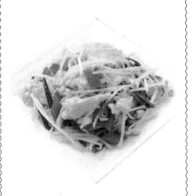

## 黄瓜虾仁炒草菇

【原料】鲜草菇 50 克，鲜黄瓜 250 克，干虾仁 20 克。植物油 20 克，食盐、湿淀粉、醋、酱油、葱、姜、蒜、芝麻香油。

【制作】将草菇、黄瓜切片。将葱、姜以及蒜均切片。锅置火上放油烧热，放蒜片、葱片、虾仁、姜片、黄瓜片、草菇一起翻炒，待快熟时，放醋、食盐、酱油烧开，烧至汤汁剩少许时，湿淀粉勾芡，淋上香油，装盘。

【用法】佐餐食用。

【功效】益精壮阳，降糖止渴。适用于治疗 2 型糖尿病合并阳痿或肾精亏虚患者。

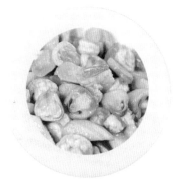

## 芝麻蒜薹

【原料】芝麻 35 克，蒜薹 400 克。食盐、香油、辣椒油。

【制作】将蒜薹择洗干净，切成 8 厘米长的段备用。净锅置火上烧热，放入芝麻炒出香味，取出，放在碗里，加食盐调匀。锅置火上，放清水和食盐，煮沸，倒入蒜薹烫至断生，捞出放冷水中过凉，沥干水分。把蒜薹放在大碗里，加上调好的芝麻拌均匀，码在盘内，再淋上香油和辣椒油。

【用法】佐餐食用。

【功效】活血杀菌。适用于糖尿病患者。

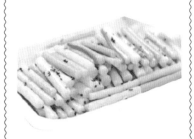

### 麻酱菠菜

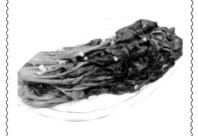

【原料】菠菜 500 克。芝麻酱 50 克，葱、姜、蒜、食盐、香油、醋。

【制作】选择小而均匀的菠菜摘去老叶，切根，洗净。葱、姜洗净，切末。蒜去皮，捣碎成泥。将芝麻酱、葱末、姜末、蒜泥、食盐、香油、醋一同放碗内搅匀，兑成调味汁。取锅加水煮沸，放入整棵菠菜稍烫片刻，捞出，浸入凉开水中过凉，沥水，摆放在盘内，将兑好的调味汁淋在摆放好的菠菜上。

【用法】佐餐食用。

【功效】促进人体新陈代谢，延缓衰老。适用于糖尿病患者。

### 平菇炒豌豆

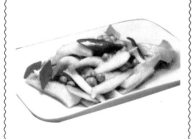

【原料】平菇 200 克，鲜嫩豌豆 150 克。葱末、姜末、蒜末、食盐、食用植物油。

【制作】将平菇择洗干净，用手撕成条。豌豆剥壳，用水冲洗干净。锅上火放油烧热，投入葱姜、蒜末煸香，下豌豆略炒，再下平菇炒匀，添加少许高汤，然后加入食盐，待豌豆及平菇炒熟，出锅装盘。

【用法】佐餐食用。

【功效】益气和中，利湿解毒。适用于高血压、冠心病、糖尿病患者。

### 洋葱炒蚌肉

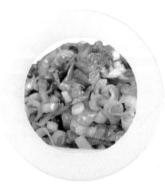

【原料】鲜蚌肉 300 克，洋葱 350 克。蒜、生姜、黄酒、植物油、食盐。

【制作】将鲜蚌肉切片，放于沸水锅中焯一下，捞出沥干水分。将洋葱后切丝，放沸水锅中焯一下。锅置火上加油烧热，放蒜、生姜煸炒。倒蚌肉片、黄酒、食盐，炒入味，投入洋葱丝适量炒至入味，出锅装盘。

【用法】随意服食，当菜佐餐。

【功效】补肾降压，清热化痰。适用于糖尿病合并高血压患者。

## 生炒辣椒鸡

【原料】鸡肉 400 克。红辣椒、青辣椒各 20 克，冬笋 15 克，香菇 10 克，大葱 15 克，香油、食盐、姜、料酒、食用植物油、酱油、清汤。

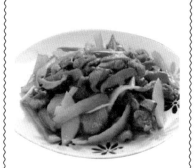

【制作】红辣椒、青辣椒分别切条。冬笋切柳叶片。香菇撕成窄长条。大葱切末。姜切末。鸡肉砍成件，入沸水中烫去血污，捞起沥干，加酱油抓匀，下入九成热油锅中炸至深红色，捞出沥油。锅留少量底油烧热，用葱花、姜末爆锅，下料酒、酱油、食盐、清汤、鸡肉煨烧，至九成熟时加红辣椒条、青辣椒条、冬笋片、香菇条炒熟，滴上香油炒匀，出锅。

【用法】佐餐食用。

【功效】清热化痰，解渴除烦。适用于糖尿病患者。

## 鲜菇豆腐

【原料】鲜蘑菇 100 克，豆腐两方块，笋片 50 克。葱花、姜米、食盐、水淀粉、鲜汤、香油、食用植物油。

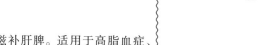

【制作】豆腐切方块，入沸水煮一下，捞出。蘑菇切厚片。笋片切丝。锅上火放油烧热，投姜米煸香，下蘑菇略炒，添适量鲜汤、食盐、笋丝烧开，放豆腐，加鸡精，烧开后略煮，淋水淀粉，出锅装砂锅，撒上葱花，淋香油。

【用法】佐餐食用。

【功效】降低血脂，滋补肝脾。适用于高脂血症、糖尿病、动脉粥样硬化等患者。

## 苦瓜烧山药

【原料】嫩苦瓜 150 克，鲜山药 120 克。植物油、葱、姜、食盐。

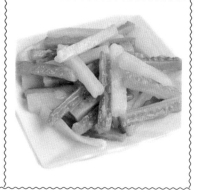

【制作】把苦瓜切条。山药去皮切条。锅置火上，加油烧热，放山药片先炒，再放入苦瓜片，最后放食盐、葱、姜烧熟。

【用法】佐餐食用。

【功效】清热生津，补脾益气，降血糖。适用于 1 型糖尿病患者。

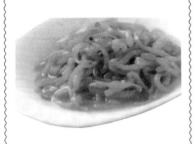

## 辣椒芋丝

【原料】魔芋 450 克。红辣椒、花椒、食盐、鲜汤、食用植物油。

【制作】红辣椒切圈。魔芋切丝。将魔芋丝入沸水锅氽去碱涩味，捞出沥干水分。炒锅置火上，加入适量食用植物油烧热，下入花椒炒香，加魔芋丝、食盐，用中火慢炒片刻。加鲜汤炒至入味，待汁水将干时加辣椒圈，出锅装盘。

【用法】佐餐食用。

【功效】推动血行，防止瘀肿。适用于高脂血症患者。

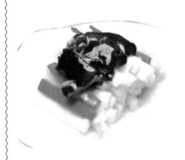

## 香菇烧白菜

【原料】鲜香菇 100 克，白菜 200 克。姜米、食盐、糖、水淀粉、香油、食用植物油。

【制作】将白菜切段，香菇去蒂，改刀成片。锅上火倒油烧热，放入白菜煸炒至断生盛出。锅继续上火倒入油烧热，投入姜米煸香，放香菇煸炒片刻，倒入白菜炒匀，加少许水、食盐烧制，水淀粉勾薄芡，淋入香油。

【用法】佐餐食用。

【功效】补益肠胃，止咳化痰。适用于糖尿病、高血压、冠心病等患者。

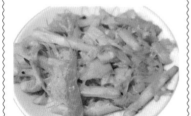

## 冬瓜炒竹笋

【原料】冬瓜 450 克，竹笋罐头 250 克。植物油 25 克，黄豆芽汤少许，食盐、湿淀粉。

【制作】将罐头打开取出竹笋放在盘中。将冬瓜洗净，去皮、籽，放入沸水锅中焯透捞出，放入凉水中浸泡，再捞出沥干水分，与竹笋放在一起将炒锅置火上烧热，放入植物油 25 克，待油烧至六成热时，再加入竹笋和冬瓜，翻炒片刻，再放入少量食盐与黄豆芽汤，见汤汁浓稠时用湿淀粉勾芡。

【用法】佐餐食用。

【功效】降脂减肥，降压降糖，利湿止渴。适用于糖尿病并发高血压、肥胖等患者。

### 卷心菜炒粉丝

【原料】卷心菜 400 克，粉丝 100 克。料酒、酱油、食盐、醋、花生油、花椒油、大葱、姜、大蒜。

【制作】将卷心菜洗净，切丝。粉丝用温水泡透，切段。葱、姜、蒜洗净，均切成细末待用。锅内加油烧热，放入葱、姜、蒜末炝锅。放入卷心菜丝，加料酒、酱油煸炒几下。放入粉丝、食盐、醋炒匀至熟，加花椒油拌炒匀，出锅。

【用法】佐餐食用。

【功效】促进消化，预防便秘。适用于糖尿病、肥胖患者。

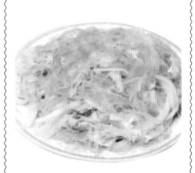

### 肉末菠菜

【原料】菠菜 500 克，五花肉 100 克，香菇（鲜）30 克，胡萝卜 30 克，小沙丁鱼干 10 克。大蒜瓣、香油、料酒、食盐、淀粉、植物油。

【制作】菠菜洗净，控干水分，茎叶切成段。香菇去蒂洗净，切成细末。胡萝卜、五花肉、大蒜瓣均切成细末。锅内下油烧热，放香菇、小沙丁鱼干炒出香味，放入肉末、胡萝卜末、蒜末翻炒，接着放入菠菜翻炒。加适量水、食盐、淀粉和料酒勾芡，淋香油。

【用法】佐餐食用。

【功效】下气调中，调血。适用于胸膈闷满、脘腹痞塞型糖尿病患者。

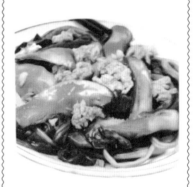

### 菠菜炖豆腐

【原料】菠菜 400 克，豆腐 300 克。食用植物油 50 克，香油 8 克，食盐 6 克，清汤 400 毫升。

【制作】菠菜择洗净，放入沸水锅内焯水，捞出沥干水分。将豆腐切成方块。将豆腐放入砂锅中，加入清汤、食盐、食用植物油，用小火烧至入味，放入菠菜、香油拌匀。

【用法】佐餐食用。

【功效】生津润燥，清热解毒。适用于糖尿病并发心血管疾病患者。

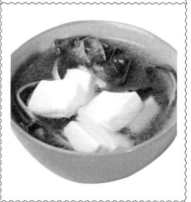

# 第四节 汤 肴 方

汤羹是以肉类、禽蛋类、水产类以及蔬菜类原料为主体，加入一定量的药物，经煎煮浓缩而制成的较稠厚的汤液。

## 银耳赤豆汤

【原料】水发银耳 100 克，赤小豆约 100 克。

【制作】将赤小豆淘洗干净，用水浸泡 8~10 小时。银耳洗净，撕成小朵。将银耳、赤小豆放入锅中，添加适量清水大火煮沸，转小火煮至赤小豆熟烂。

【用法】佐餐食用。

【功效】益气和血，滋阴润肺，清热利尿，降糖。适用于糖尿病、湿热型糖尿病肾病、糖尿病合并尿路感染等患者。

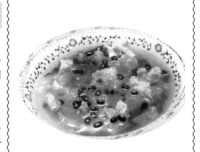

## 花生香菇瘦肉汤

【原料】花生米 100 克，猪瘦肉 250 克，猪脊骨。核桃 50 克，黄豆 50 克，香菇 20 克，姜片、食盐。

【制作】猪瘦肉、猪脊骨洗净，斩块。花生米、核桃、黄豆、香菇泡洗干净。砂锅内放适量清水煮沸，放入猪瘦肉、猪脊骨汆去血渍，倒出，用温水洗净。花生米、核桃、黄豆、香菇、猪瘦肉、姜片、猪脊骨放入炖盅内，加入清水炖 2 小时，调入食盐。

【用法】佐餐食用。

【功效】健脾养胃，补血养颜。适用于糖尿病患者。

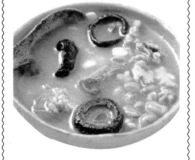

## 香菇冬瓜汤

【原料】鲜香菇 50 克，冬瓜 300 克。葱段、姜片、食盐、料酒、鲜汤、食用植物油。

【制作】冬瓜去皮、籽，洗净，切成块。香菇去蒂，洗净，改刀成片。锅上火倒入油烧热，投入葱段、姜片煸香，下香菇略煸炒，再下冬瓜翻炒几下，烹入料酒，添加适量清水和鲜汤烧开，用小火煮约 10 分钟，加入食盐。

【用法】佐餐食用。

【功效】补脾益胃，益肝利水。适用于高脂血症、冠心病、动脉硬化、糖尿病等患者。

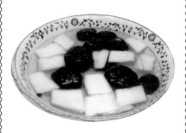

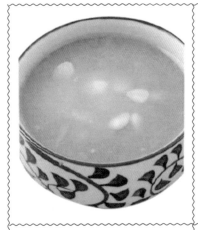

### 杏仁南瓜汤

【原料】熟杏仁 100 克，南瓜 300 克。洋葱、食用植物油、玉桂粉、鸡汤、食盐、胡椒粉。

【制作】南瓜去皮切块。洋葱切丝。起锅，倒入食用植物油烧热，下洋葱丝炒香，投入南瓜块、玉桂粉，翻炒后加入鸡汤，用大火煮沸，再改小火煨至南瓜块酥烂。用搅拌机将汤汁连同南瓜块搅碎，再回锅煮沸，加食盐、胡椒粉调味。

【用法】佐餐食用。

【功效】润肺益气，化痰排脓，驱虫解毒。适用于糖尿病患者。

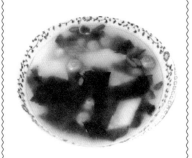

### 无花果海带冬瓜汤

【原料】水发海带 150 克，冬瓜 200 克，鲜无花果 10 个（或干品 50 克）。葱段、姜片、食盐、料酒、食用植物油。

【制作】海带用清水洗净泥沙，切成条。冬瓜去皮、籽洗净，切成块。无花果冲洗干净，切成小块。若是干品则用水浸泡至软。锅上火倒入油烧热，投入葱段、姜片煸香，倒入海带丝、冬瓜略炒，再烹入料酒，投入无花果，添加适量水烧开，用小火煮约 10 分钟，加入食盐。

【用法】佐餐食用。

【功效】降糖，降压，降脂。适用于高血压、高脂血症、脂肪肝、动脉粥样硬化、冠心病、糖尿病、肥胖症患者。

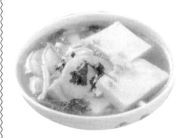

### 山药豆腐汤

【原料】山药 200 克，豆腐 400 克。香菜 20 克，食用植物油、酱油、香油、葱、食盐。

【制作】山药切成片。豆腐用沸水烫一下，再切成片。葱洗净，切花。香菜择洗干净。锅置火上烧热，放食用植物油烧至五成热，放山药片翻炒片刻，加适量清水。待水沸后，倒入豆腐片，煮沸，加酱油、食盐调味，淋香油，撒香菜。

【用法】佐餐食用。

【功效】滋养强壮，降糖降脂。适用于糖尿病伴有高胆固醇血症、脾胃虚弱、有心血管疾病及癌症患者。

## 萝卜猪肺汤

【原料】猪肺1具，萝卜500克，鸡汤适量。香葱、生姜、白果、枸杞、料酒、食盐、食用植物油。

【制作】将猪肺洗净，放入锅中加生姜、葱、料酒、水煮熟。取出冷却后，切成小块。萝卜切滚刀块。锅上火倒入油烧热，下葱、姜煸出香味，投入猪肺块，加适量水和鸡汤大火烧开后，改小火煨约30分钟，加白果、枸杞，继续小火煨约15分钟，加食盐。

【用法】佐餐食用。

【功效】润肺平喘，润肠通便，理气和胃。适用于肺脓疡、舌苔黄腻者之高血压和糖尿病患者。

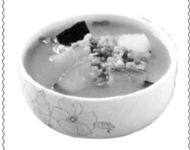

## 冬瓜绿豆汤

【原料】冬瓜200克，绿豆100克。姜片、葱段、食盐。

【制作】冬瓜去皮，去瓤，洗净，切成3厘米见方的块。绿豆淘洗干净，备用。砂锅置火上，放适量清水，加入葱段、姜片、绿豆，大火煮沸。转中火煮至豆软，放入切好的冬瓜块，煮至冬瓜块软而不烂，撒入食盐，搅匀。

【用法】佐餐食用。

【功效】清热解毒，止渴健胃，利水消肿。适用于糖尿病患者。

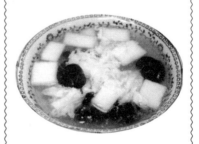

## 冬瓜蛋花汤

【原料】冬瓜300克，鸡蛋3只，素汤（香菇蒂、黄豆芽等熬成的汁）适量。姜末、食盐、食用植物油。

【制作】将冬瓜洗净，去皮及瓤，切成片。鸡蛋磕入碗中搅匀待用。锅上火倒入油烧热，投入姜末煸香，下冬瓜片略炒，添加适量素汤和少许食盐烧开，煮至冬瓜片软而不烂，再倒入鸡蛋液搅匀并烧开，调味。

【用法】佐餐食用。

【功效】利水消肿，止渴除烦，降低尿酸。适用于痛风、糖尿病、肾炎水肿等患者。

## 黄豆瘦肉汤

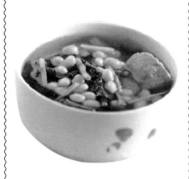

【原料】黄豆 100 克，猪瘦肉 500 克。桑叶 15 克，茅根 15 克，姜 3 片，食盐。

【制作】将桑叶、茅根、姜片洗净。黄豆浸泡片刻，捞出，洗净。猪瘦肉洗净，切块。砂锅内放适量清水煮沸，放入猪瘦肉，氽去血渍，捞出洗净。将桑叶、茅根、姜片、黄豆、猪瘦肉块放入砂锅内，加入适量清水，大火煮沸后，改用小火煲约 2.5 小时，加食盐调味。

【用法】佐餐食用。

【功效】清热祛湿，健脾益胃，疏散风热，消暑解渴。适用于糖尿病患者。

## 天麻鲫鱼汤

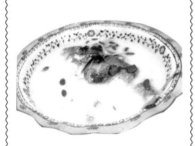

【原料】鲜活鲫鱼 500 克（2 条），天麻 25 克，川芎、茯苓各 10 克，蒜头 2 瓣。姜片、葱花、料酒、食盐、胡椒粉、食用植物油。

【制作】鲫鱼宰杀，整理清洗干净后，把蒜瓣、天麻、川芎、茯苓装入鱼腹内。锅上火烧热，用生姜擦锅，倒入油烧热，放入鱼煎制，待鱼两面呈淡黄色时，烹入料酒，加入姜片、适量清水大火烧开，转小火炖至汤浓稠至奶白色时，加入食盐、胡椒粉调味，出锅装碗，撒上葱花。

【用法】佐餐食用。

【功效】平肝潜阳，健脾化痰。适用于糖尿病性高血压属肝阳上亢患者。

## 黄豆芽蘑菇汤

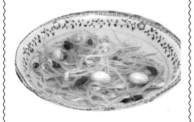

【原料】黄豆芽 150 克，鲜蘑菇 75 克。姜丝、食盐、食用植物油。

【制作】黄豆芽择洗干净，沥水待用。蘑菇洗净，改刀或片。锅上火倒入油烧热，投入姜丝煸香，下蘑菇片煸炒片刻，再下黄豆芽煸炒至软，添加适量清水、食盐烧开，用小火煮约 15 分钟，调味。

【用法】佐餐食用。

【功效】解毒，降糖。适用于孕妇妊娠水肿、高血压、糖尿病患者。

### 山药鱼片汤

【原料】活黑鱼1条（600克），山药、萝卜各100克，水发海带50克。姜片、料酒、食盐、胡椒粉、淀粉、食用植物油。

【制作】黑鱼宰杀，整理清洗干净后，取鱼肉批成片，用食盐、料酒、淀粉拌匀上浆。山药去皮，洗净，切成片。萝卜洗净切成片。海带洗净切成条。锅上火倒入油烧热，投入姜片煸出香味，下鱼片略煎一下，烹入料酒，添加适量水烧开，撇去浮沫，转入砂锅中，放入山药、萝卜、海带大火烧开，转小火炖至鱼肉熟、山药等熟烂时，加食盐调味，撒入胡椒粉。

【用法】佐餐食用。

【功效】滋补强精，健脾补虚，降糖降脂。适用于糖尿病、糖尿病伴胃功能性消化不良、高血压、高血脂等患者。

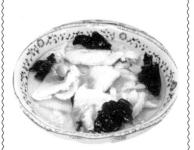

### 黄芪玉米须蛤肉汤

【原料】蛤蜊肉50克，玉米须30克，蘑菇10克。黄芪60克，葱、姜、食盐。

【制作】将蛤蜊肉、玉米须、黄芪分别洗净。蘑菇、姜切片。葱切段。锅内加水煮沸，放入蛤蜊肉煮沸，捞起待用。将蛤蜊肉、玉米须、黄芪、蘑菇片、姜片放入沙煲内，加入清水煲1小时，调入食盐，撒上葱段。

【用法】佐餐食用。

【功效】保肝，利尿。适用于糖尿病患者。

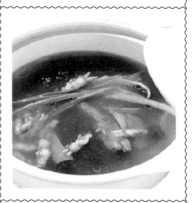

### 白萝卜山药绿豆汤

【原料】白萝卜250克，鲜山药150克，绿豆100克。

【制作】白萝卜洗净切成细丝，鲜山药洗净去皮切成片，绿豆淘净，一并放入砂锅中加水适量，煮熟呈糊状。

【用法】供佐餐分次食用。

【功效】生津润燥，健脾止漏，利尿解毒。适用于糖尿病证属上消患者。

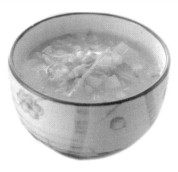

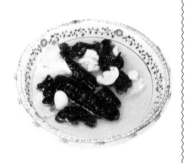

### 海参蘑菇猪肉汤

【原料】水发海参 150 克，猪里脊肉 100 克，鲜蘑菇 50 克。姜丝、食盐、料酒、淀粉、食用植物油。

【制作】海参整理洗净，入开水锅中煮一下，捞出，切成方丁或丝。蘑菇洗净，切成片。猪里脊肉洗净，切成片，加入料酒、食盐、淀粉拌匀。锅上火倒入油烧热，投入姜丝煸香，下蘑菇煸炒片刻，添加适量开水煮沸，放入肉丝、海参煮熟，加入食盐调味。

【用法】佐餐食用。

【功效】降血糖，降血脂。适用于糖尿病、高脂血症、癌症等患者。

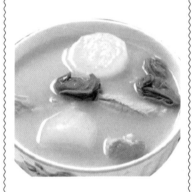

### 节瓜牡蛎汤

【原料】节瓜 500 克，牡蛎 50 克。猪瘦肉 300 克，猪脊骨 200 克，姜、食盐。

【制作】牡蛎洗净。猪瘦肉切件。脊骨斩件。姜去皮，切片。节瓜去皮，切件。锅置于火上，放适量清水，煮沸后放入猪脊骨、猪瘦肉，汆去血渍，捞出沥干，备用。另起锅置火上，放入猪脊骨、节瓜、猪瘦肉、姜片、牡蛎，加入适量清水，煮 2 小时，调入食盐。

【用法】佐餐食用。

【功效】软坚散结，收敛固涩。适用于糖尿病患者。

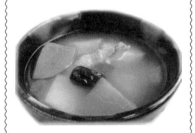

### 胡萝卜枸杞汤

【原料】胡萝卜 60 克，雏鸡 2 只，枸杞子 30 克，调料适量。

【制作】将雏鸡去毛，开膛去内脏，然后放入开水中烫透捞出，去掉血沫，置于盘中，加入葱、姜。胡萝卜洗净切成小块，与雏鸡肉放在一起，再加入鸡汤、枸杞子，上屉蒸 1.5 小时左右，出锅后加食盐、胡椒粉等调料。

【用法】供佐餐食用。

【功效】降糖，降压，明目。适用于糖尿病诸症及糖尿病眼病患者。

### 胡萝卜猪肝汤

【原料】猪肝 150 克，胡萝卜 150 克。葱段、姜片、食盐、料酒、胡椒粉、食用植物油。

【制作】猪肝洗净，改刀成薄片。胡萝卜片洗净，切成薄片。锅上火倒入油烧热，下胡萝卜片炒制片刻先盛出。锅继续上火倒入油烧热，投入葱段、姜片煸出香味，下猪肝片略炒，烹入料酒，继续炒片刻，再添加适量清水烧沸，放入胡萝卜片，转小火煮至猪肝熟透，撒入胡椒粉。

【用法】佐餐食用。

【功效】补肝明目，降糖。适用于夜盲症、疳积上目、糖尿病等患者。

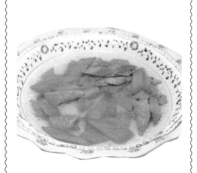

### 干贝节瓜瘦肉汤

【原料】节瓜 500 克，猪瘦肉 500 克。干贝 10 克，姜、食盐。

【制作】节瓜去皮切段，猪瘦肉切块，干贝先浸软再洗净，姜切片。砂锅内放适量清水煮沸，放猪瘦肉块，余去血渍，捞出洗净。将节瓜段、猪瘦肉块、干贝、姜片放入砂锅内，加适量清水，煲约 40 分钟，加食盐调味。

【用法】佐餐食用。

【功效】滋阴补肾，调中，下气。适用于糖尿病患者。

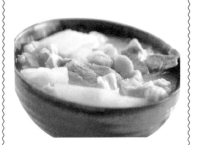

### 萝卜紫菜汤

【原料】萝卜 200 克，紫菜 30 克。葱花、陈皮丝、食盐、料酒、食用植物油。

【制作】萝卜洗净，切成片或较粗的丝。紫菜用水浸泡后洗净，待用。锅上火倒入油烧热，投入萝卜丝略炒，添加适量开水烧沸，再下紫菜、陈皮丝继续烧沸，加入料酒、食盐略煮，撒入葱花。

【用法】佐餐食用。

【功效】益阴清热，解毒软坚，降脂降糖。适用于脓肿型颈淋巴结核、高脂血症、糖尿病伴有胃功能性消化不良等患者。

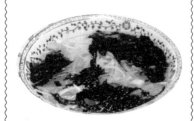

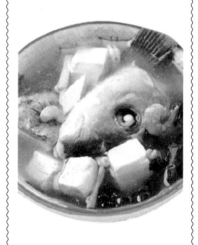

### 海藻鱼头豆腐汤

【原料】草鱼头 1 个，草鱼尾 1 个，豆腐 250 克，海藻芽 200 克，虾米 10 克。蒜、葱、姜、食盐、食用植物油。

【制作】草鱼头、草鱼尾洗净。海藻芽用清水浸泡，洗净，切丝。蒜切片。姜切丝。葱切小段。豆腐洗净，切小块。锅中加水、放入适量蒜片和葱段，大火煮沸后，放入草鱼头和尾余烫，去血水。锅烧热，加食用植物油，爆香余下的葱段、姜丝、蒜片，放入鱼头、鱼尾快速炒至鱼变色。将锅内材料倒入砂锅中，加水煮沸后加豆腐块，转小火炖 40 分钟，加海藻芽、虾米续炖约 15 分钟，加食盐调味。

【用法】佐餐食用。

【功效】抗病毒。适用于糖尿病患者。

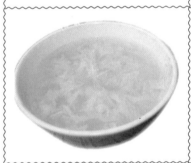

### 鬼针草鸡蛋汤

【原料】鬼针草 30 克，鸡蛋 1 枚。

【制作】将鬼针草洗净、晾干，并用适量清水煮熟后，打入鸡蛋，待鸡蛋煮熟出锅食用。

【用法】每日分早、晚 2 次服用。

【功效】补中益气，清热利水。适用于各种类型的糖尿病患者。

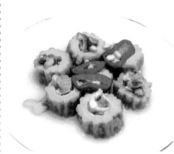

### 苦瓜排骨汤

【原料】较粗的苦瓜 500 克，猪排骨 500 克，黄豆 100 克。葱段、姜片、料酒、食盐、食用植物油。

【制作】黄豆淘洗干净，用水泡透。猪排骨洗净，剁成 4~5 厘米长的段。苦瓜洗净，切成约 2 厘米的段，去掉中间的瓤，然后将每块排骨分别镶入每段苦瓜内，待用。砂锅加入适量清水，放入黄豆、苦瓜镶排骨大火烧开，去浮沫，加入料酒、葱、姜，转小火炖至熟透，加入食盐调味。

【用法】佐餐食用。

【功效】清暑除热，明目解毒。适用于糖尿病等患者。

### 海带海藻黄豆汤

【原料】海带 50 克，海藻 50 克，排骨 250 克，黄豆 250 克。姜、葱、食盐。

【制作】海带、海藻分别洗净。排骨洗净，斩件。黄豆浸水泡发，洗净。姜切片。葱切段。锅内烧水，水开后，放入排骨煮 5 分钟，捞出洗净，放入瓦煲中。将海带、海藻、黄豆、姜、葱也放入，加入适量清水，大火煲沸，改小火煲 2.5 小时左右，加食盐调味。

【用法】佐餐食用。

【功效】润燥通便，排毒养颜。适用于糖尿病患者。

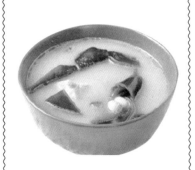

### 山药羊肉汤

【原料】羊腩肉 750 克，山药 200 克。葱段、姜片、八角、花椒、料酒、食盐、白胡椒粉、香油。

【制作】将羊腩肉斩成大块，放入清水锅中，加葱、姜、八角大火烧开，去浮沫，加入料酒转小火焖至羊肉熟透关火，待锅温不烫手时捞出羊肉，拆去骨头将肉切成较厚的片。山药去皮，洗净，切成片。砂锅上火添加适量煮羊肉的汤烧开，放入羊肉片、山药片、葱段、姜片、花椒继续烧开，转小火炖约 15 分钟，撒入白胡椒粉，淋少许香油。

【用法】佐餐食用。

【功效】补脾益肾，温中暖下，降糖。适用于肾阳虚弱、胃寒肢冷、糖尿病伴有慢性泄泻等患者。

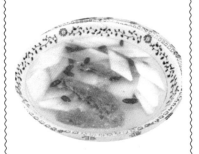

### 海带决明汤

【原料】海带 9 克，草决明 15 克，生藕 20 克，调味品适量。

【制作】草决明水煎去渣，加海带及藕煮，加调味品。

【用法】每日 1 次，佐餐连用 15 日。

【功效】益心散瘀。适用于各型糖尿病性冠心病属心血瘀阻型，证见心悸怔忡，心胸憋闷或刺痛等。

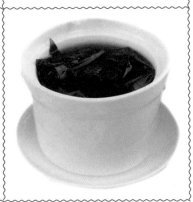

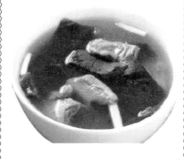

### 海带排骨汤

【原料】海带150克，排骨400克。葱段、姜片、食盐、料酒。

【制作】海带浸泡后，放笼屉内蒸30分钟，取出浸泡4小时，泡发后洗净，沥干，切成长方块。排骨洗净，顺骨切开，横剁成段，入沸水锅中煮一下，捞出用温水洗净。砂锅内加入清水，放入排骨段、葱段、姜片、料酒，大火煮沸，撇去浮沫，改中火焖煮20分钟，倒入海带块，换大火煮沸10分钟，拣去姜片、葱段，加食盐调味。

【用法】佐餐食用。

【功效】祛湿止痒，清热行水。适用于糖尿病患者。

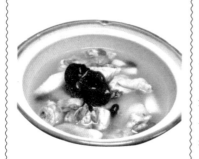

### 首乌炖鸡汤

【原料】母鸡1只（约1200克），何首乌片60克，山药100克，乌豆120克。葱结、姜片、花椒、食盐、料酒。

【制作】鸡宰杀，处理干净，入沸水中焯烫1~2分钟，去尽绒毛，剁成小块。山药切成片。何首乌、乌豆冲洗干净。将鸡块放入砂锅中，添加适量清水，加入葱结、姜片、花椒大火烧开，撇去浮沫，加入何首乌片、乌豆、料酒，转小火炖至鸡肉熟烂脱骨，放入山药，加少许食盐，再继续炖约10分钟，出锅装汤碗。

【用法】佐餐食用。

【功效】补中益气，降脂降糖。适用于高脂血症、糖尿病等患者。

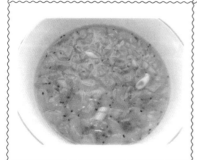

### 海蜇马蹄汤

【原料】海蜇60克，生荸荠60克。

【制作】海蜇漂洗去咸味，切丝。荸荠洗净，去皮，切片。海蜇与荸荠共入锅内，加水煮熟。

【用法】喝汤吃海蜇、荸荠。

【功效】清热泻火，滋阴生津。适用于各种类型的糖尿病患者。

## 鳕鱼菜汤

【原料】卷心菜 200 克，大白菜 200 克，鳕鱼 100 克。葱花、蒜末、食盐、食用植物油。

【制作】卷心菜和大白菜分别洗净切丝，鳕鱼处理干净。起油锅，爆香蒜末，加适量水，鳕鱼下锅煮至八成熟。下入卷心菜、白菜丝煮沸，加食盐调味，撒葱花，即可起锅。

【用法】佐餐食用。

【功效】降低血糖。适用于糖尿病等患者。

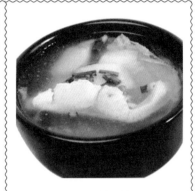

## 杏仁猪肺汤

【原料】猪肺 1 具，甜杏仁 50 克，生姜汁 5 克，蜂蜜适量。

【制作】将猪肺冲洗干净，使之变白色，然后控净内部的水待用。杏仁用水浸泡后，去皮尖，然后磨碎，再加入生姜汁、蜂蜜混合均匀。将杏仁、姜汁与蜂蜜的混合汁灌入肺管内，管口用线扎好。然后放入砂锅内，添加适量清水大火烧沸，用小火炖 2.5 小时左右。

【用法】佐餐食用。

【功效】补肺，化痰，止咳，降糖。适用于老年人慢性支气管炎、久咳不愈，以及糖尿病、糖尿病伴有肺结核等患者。

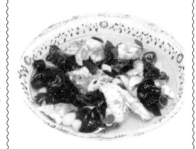

## 黄瓜蛋汤

【原料】鲜嫩黄瓜 300 克，鸡蛋 1 个。葱花、食盐。

【制作】黄瓜切片，加食盐少许腌渍 30 分钟。锅内加水 800 毫升，用大火煮沸，加黄瓜，调入打匀的鸡蛋，炖煮数分钟，加葱花、食盐，并用淀粉少许勾芡，淋上香油。

【用法】佐餐食用。

【功效】清热养阴，利咽明目，降糖止渴。适用于肾阴亏虚型糖尿病患者。

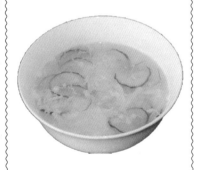

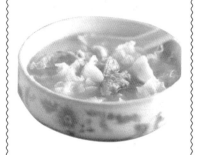

## 百合银耳瘦肉汤

【原料】猪瘦肉 200 克。百合 20 克，银耳 15 克，姜片、食盐。

【制作】猪瘦肉切片。百合洗净。银耳用水泡发。砂锅内放适量清水煮沸，放猪瘦肉片，氽去血渍，捞出洗净。将百合、银耳、猪瘦肉片、姜片放入砂锅内，加入适量清水，大火煮沸后转小火煲 1 小时，加食盐调味。

【用法】佐餐食用。

【功效】润肺止咳，养阴消热、清心安神。适用于糖尿病患者。

## 冬瓜鲤鱼汤

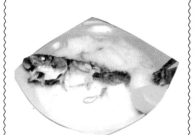

【原料】活鲤鱼 1 条（约 600 克），冬瓜 400 克。葱段、姜片、料酒、食盐、胡椒粉、食用植物油。

【制作】将鲤鱼宰杀处理干净后，两面剞上花刀，沥干水分待用。冬瓜洗净，去皮及瓤，切成片。锅上火烧热，用生姜擦锅，倒入油烧热，放入鱼小火炸至金黄色时，烹入料酒，加入适量清水、姜片、葱段和少许食盐，大火烧开后放入冬瓜，转小火炖至汤汁浓白时，撒入胡椒粉，出锅装汤碗。

【用法】佐餐食用。

【功效】消热，利水，消肿。适用于肾炎水肿、浮肿，糖尿病、肝硬化腹水等患者。

## 鸽子汤

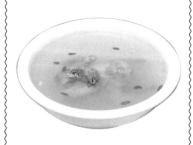

【原料】雏鸽 2 只，枸杞子 30 克。鸡汤、食盐、糖、料酒、胡椒粉、姜、葱。

【制作】将鸽子宰杀，除去毛、爪及内脏，洗净，每只剁成 5~6 块，投入开水中氽透。枸杞子用适量温水洗净备用。将鸽肉块放在蒸碗中，放入已洗净的枸杞子和葱段、姜丝、食盐、糖、料酒，并添加适量的鸡汤，入笼蒸约 1 小时出笼，撒胡椒粉。

【用法】佐餐食用。

【功效】补气血，健脾胃。适用于糖尿病伴体虚乏力患者。

## 枸杞瘦肉甲鱼汤

【原料】野生甲鱼1只（约500克），猪瘦肉200克，枸杞子30克。葱段、姜片、蒜瓣、胡椒粉、食盐、糖、料酒、高汤、食用植物油。

【制作】将甲鱼宰杀，整理清洗干净。猪瘦肉改刀成小块。锅上火倒入油烧热，投入葱、姜、蒜煸香，放甲鱼，烹入料酒，加适量高汤和清水，放入猪瘦肉，大火烧开，撇去浮沫，转入砂锅中，用小火炖至甲鱼、猪肉熟烂，再放入枸杞子稍炖片刻，加入食盐、胡椒粉。

【用法】佐餐食用。

【功效】补益肝肾，降脂降糖。适用于手术后血虚气弱、高脂血症、糖尿病等患者。

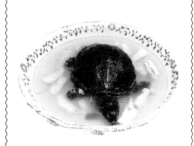

## 豇豆排骨汤

【原料】排骨（猪小排）500克，干豇豆200克。食盐、胡椒、姜、清汤。

【制作】干豇豆用热水泡发，切段。排骨斩成块，放入沸水中余去血沫。炖锅置火上，倒入清汤，放排骨块、干豇豆段，加胡椒和姜，烧开。小火炖至排骨肉离骨时，放食盐调味。

【用法】佐餐食用。

【功效】补中益气，养血健骨，生津健胃。适用于糖尿病患者。

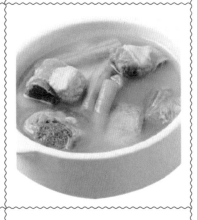

## 枸杞杜仲鹌鹑汤

【原料】枸杞子30克，杜仲15克，黄芪15克，鹌鹑1只。

【制作】将枸杞子、黄芪洗净，枸杞子用温水浸泡片刻，黄芪切成片，备用。杜仲洗净后切成片状，放入砂锅，加水浓煎2次，每次30分钟，再合并2次滤液，浓缩至100毫升，待用。将鹌鹑宰杀，去毛、爪及内脏，洗净后与枸杞子、黄芪片同入锅，加清水适量，先用大火煮沸，烹入料酒，改用小火煨煮1小时待鹌鹑肉熟透，接着加入杜仲浓缩液再煮至沸。

【用法】佐餐食用。

【功效】补益肝肾，止渴降糖。适用于各种类型的糖尿病患者。

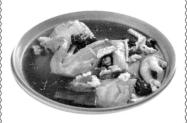

### 豆豉猪腰汤

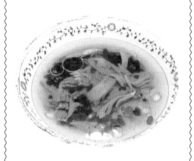

【原料】猪腰2只，淡豆豉20克。葱段、姜丝、食盐、料酒、醋、胡椒粉、食用植物油。

【制作】猪腰撕去外膜洗净，剖成两半，去掉腰臊，切成腰花。锅上火倒入油烧热，投入葱段、姜丝煸香，下猪腰略炒，再烹入料酒，添加适量水烧开，煮至猪腰半熟时，调入淡豆豉，继续煮至猪腰熟透，加入食盐、醋、胡椒粉调味。

【用法】佐餐食用。

【功效】补肾，降糖。适用于糖尿病、风湿痛、肾虚腰膝酸痛等患者。

### 紫菜虾皮蛋汤

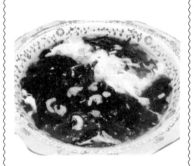

【原料】紫菜15克，虾皮10克，鸡蛋1个。葱花、姜米、料酒、食盐、香油。

【制作】分别将紫菜、虾皮用水冲洗干净，鸡蛋磕入碗中搅匀待用。锅上火添加适量清水烧开，投入紫菜、虾皮、姜米、料酒烧沸，再倒入鸡蛋液搅匀，加入食盐调味，倒入汤碗中，淋入香油，撒上葱花。

【用法】佐餐食用。

【功效】降糖，降脂。适用于糖尿病患者。

### 薏仁海带冬瓜汤

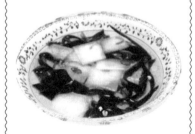

【原料】水发海带100克，冬瓜200克，薏苡仁50克。葱段、姜片、食盐、料酒、食用植物油。

【制作】海带用水冲洗干净，切成条。冬瓜去皮洗净，切成片。薏苡仁淘洗干净，用水浸泡。锅上火倒入油烧热，投入葱段、姜片煸香，倒入海带、冬瓜略炒，再烹入料酒，添加适量清水和薏苡仁大火烧开，用小火煮约10分钟，加入食盐调味。

【用法】佐餐食用。

【功效】强心，利尿，清热，降糖。适用于糖尿病、高血压、冠心病等患者。

## 淡菜仔鹅汤

【原料】白仔鹅 1 只，淡菜 100 克。葱段、姜片、料酒、食盐、食用植物油。

【制作】仔鹅宰杀，整理清洗干净，剁成块待用。淡菜用水冲洗干净，再用料酒略泡待用。将剁好的仔鹅块放入砂锅中，添加适量清水，用大火烧开，撇去浮沫，再加入淡菜、葱段、姜片、料酒、食用植物油，转小火炖至鹅肉熟透，加入食盐调味。

【用法】佐餐食用。

【功效】补虚益气，养阴生津。适用于动脉硬化、高血压、糖尿病等患者。

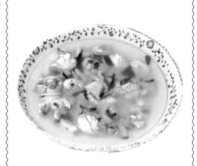

## 紫菜海带排骨汤

【原料】猪小排骨 500 克，水发海带 150 克，紫菜 15 克。葱段、姜片、料酒、食盐、胡椒粉、食用植物油、香油。

【制作】猪小排骨剁小段。海带切成条。锅上火放油烧热，下葱段、姜片煸出香味，再下排骨翻炒片刻，加水大火烧开，去浮沫，加入料酒煨至排骨 7 成熟时下海带、紫菜，煨至排骨熟透，加入食盐调味。每次装排骨汤上桌时，加入胡椒粉，淋入少许香油。

【用法】佐餐食用。

【功效】益气健脾，降糖降脂。适用于糖尿病、高血压等患者。

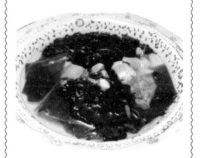

## 蘑菇肉丝汤

【原料】新鲜蘑菇 150 克，猪瘦肉 100 克，榨菜少量。葱花、姜丝、料酒、食盐、胡椒粉、食用植物油。

【制作】将鲜蘑菇切片。猪瘦肉洗净，切成丝，加入料酒拌匀待用。榨菜洗净，切成丝。锅上火添加适量开水，放入姜丝、蘑菇片、肉丝、榨菜丝大火烧沸，再加入食盐、胡椒粉调味，出锅装汤碗，撒上葱花。

【用法】佐餐食用。

【功效】滋阴益气，养肝补脾，降糖。适用于糖尿病肝肾亏损患者。

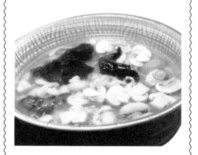

## 紫菜冬瓜汤

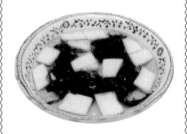

【原料】冬瓜 200 克，紫菜 15 克，虾皮少许。葱段、姜片、食盐、料酒、清汤、食用植物油。

【制作】冬瓜去皮洗净，切成小块。紫菜、虾皮用水漂洗干净待用。锅上火倒入油烧热，投入葱段、姜片煸香，放入冬瓜块略炒，再烹入料酒，添加适量清汤，加入紫菜、虾皮烧开，用小火煮约 10 分钟，加入食盐调味。

【用法】佐餐食用。

【功效】降糖降脂，利尿消肿。适用于高血压、高脂血症、糖尿病、肥胖症等患者。

## 银耳百合汤

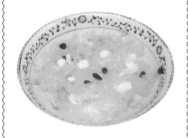

【原料】水发银耳 100 克，鲜百合 100 克，蒸熟的绿豆适量。食盐、胡椒粉、清汤。

【制作】百合去黑根掰成小瓣，洗净待用。银耳洗净，撕成小朵。将银耳放入沸水锅中焖煨约 15 分钟，再加入百合焖煮约 5 分钟，捞出沥干水分，装入汤碗中，加入蒸熟的绿豆。锅上火倒入清汤烧开，用食盐调味，撒入胡椒粉，待微滚倒入盛银耳、百合的汤碗中。

【用法】佐餐食用。

【功效】保肝护胃，降糖降脂。适用于慢性胃炎、胃溃疡、病毒性肝炎、糖尿病、高脂血症、慢性咳嗽、秋燥干咳等患者。

## 蘑菇三鲜汤

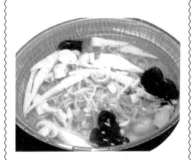

【原料】猪瘦肉 100 克，鲜蘑菇 100 克，黄豆芽 100 克，竹笋片 50 克。姜米、食盐、料酒、鸡清汤、香油、食用植物油。

【制作】猪瘦肉切丝，加入料酒拌匀。分别将黄豆芽、笋片、蘑菇焯水。锅上火倒入油烧热，投入姜米炸香，添加适量鸡清汤烧沸，下肉丝后再烧沸，投入黄豆芽、蘑菇、笋片，加入食盐煮沸约 10 分钟，淋入香油。

【用法】佐餐食用。

【功效】护肝养胃，益气健脾。适用于糖尿病、慢性支气管炎、肿瘤等患者。

### 胡萝卜山药内金汤

【原料】胡萝卜 100 克，山药 50 克，鸡内金 10 克。

【制作】胡萝卜洗净，切成条。山药去皮，洗净，切成条。鸡内金用微火焙黄，再研成细粉。将胡萝卜、山药放入锅中，添加适量清水大火烧沸，转小火煮约 20 分钟，加入鸡内金粉调匀，再煮 5 分钟左右。

【用法】佐餐食用。

【功效】健脾和胃，助消化，降糖。适用于脾胃气虚所至的纳差、糖尿病、糖尿病伴有胃功能性消化不良等患者。

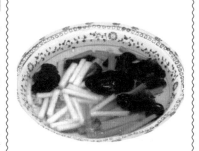

### 黄瓜枸杞鸡蛋汤

【原料】黄瓜 250 克，枸杞子 20 克，鸡蛋 1 个。姜末、食盐、料酒、香油。

【制作】黄瓜洗净，顺长剖两半，切成片。枸杞子用温水浸泡。鸡蛋磕入碗中，加入料酒搅匀待用。锅上火倒入油烧热，投入姜米炸香，放入黄瓜片略炒，添加适量开水烧沸，放入枸杞子、食盐略煮，倒入鸡蛋液搅匀，烧沸，淋入香油，起锅装汤碗。

【用法】佐餐食用。

【功效】养阴清热，利咽止渴，降糖明目。适用于阴阳两虚、肾阴亏虚型糖尿病，以及中老年糖尿病属燥热伤肺型患者。

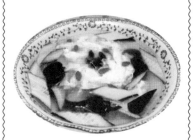

### 党参梅枣汤

【原料】党参 25 克，乌梅 4 枚，大枣 8 枚。

【制作】将党参、乌梅、大枣同入锅中，加入适量清水，待水煮沸后，再煮 20 分钟，煮至汤汁黏稠后，出锅。

【用法】每次服用 3 匙，亦可同时食用乌梅、大枣。

【功效】健脾养胃，生津止渴。适用于脾胃不和型糖尿病患者饮用。

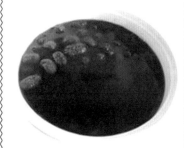

### 苦瓜蚌肉汤

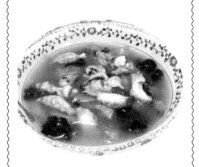

【原料】 嫩苦瓜 250 克，蚌肉 150 克。葱花、姜米、食盐、胡椒粉、料酒、食用植物油。

【制作】 将苦瓜对半剖开，去瓤，切片，放入加有食盐、食用植物油的沸水中略焯，捞出过凉，沥干。蚌肉改刀成小块，沥水待用。锅上火倒入油烧热，投入葱、姜炸香，倒入蚌肉煸炒片刻，烹入料酒，添加适量清水烧沸，待蚌肉断生时，倒入苦瓜略煮，加食盐，撒上胡椒粉。

【用法】 佐餐食用。

【功效】 养阴清热，润燥止渴。适用于糖尿病、肾脏病患者。

### 甲鱼滋肾汤

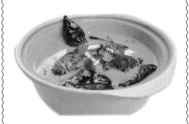

【原料】 甲鱼 1 只（500 克左右），枸杞子 30 克，熟地黄 15 克，料酒适量。

【制作】 将甲鱼切块，加枸杞子、熟地黄、料酒和清水适量，先用武火烧开后改用文火煨炖至肉熟透。

【用法】 可佐餐食用或单食。

【功效】 滋补肝肾，滋阴养血。适用于各种类型的糖尿病患者。

### 冬瓜草鱼汤

【原料】 冬瓜 450 克，草鱼肉 350 克。料酒、食盐、葱、姜、植物油。

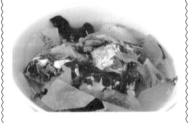

【制作】 冬瓜去皮、瓤、籽，洗净切成方块，草鱼肉洗净，切成小块，炒锅加油烧热、放入鱼块稍煎，再加入料酒、冬瓜、食盐、葱、姜、清水煮至鱼熟烂入味。

【用法】 佐餐食用，吃肉、喝汤。

【功效】 利尿消肿，减肥降压。适用于糖尿病诸症以及肥胖症、高脂血症、高血压患者。

# 第五节　药　茶　方

　　茶饮包括药茶及药饮。药茶是指用茶及药物按一定比例制成的供饮用的液体。茶方有的含有茶叶，有的不含茶叶，也有的药物是经晒干、粉碎制成的粗末制品。药饮是将药物或者食品经浸泡或压榨，煎煮，提取分离而制成的有效成分含量比较高的饮用液体。药膳茶饮不同于其他药膳食品，其基本原料是中药或者茶叶，而食品仅占很小的比例。

## 菠萝叶茶

　　【原料】菠萝叶30克。

　　【制作】将鲜菠萝叶洗净切碎，加水适量煎沸。

　　【用法】代茶饮用。

　　【功效】降血糖，祛风湿。适用于糖尿病伴有风湿性关节炎患者。

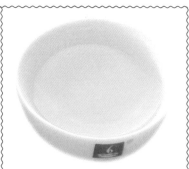

## 麦冬乌梅止渴茶

　　【原料】麦冬15克，乌梅6枚。

　　【制作】将麦冬与乌梅分别洗净，麦冬切碎后与乌梅同入砂锅，加足量水，中火煎煮20分钟，过滤，取煎液约2000毫升。

　　【用法】每日2次，代茶饮，每次100毫升，频频饮服，当日吃完。

　　【功效】养阴降糖，生津止渴。适用于燥热伤肺及阴虚阳浮型糖尿病患者。

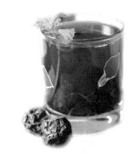

## 石斛冰糖茶

　　【原料】石斛5克，冰糖适量。

　　【制作】以上2味，沸水冲泡。

　　【用法】代茶频饮。

　　【功效】生津益胃，清热养阴。适用于各种类型的糖尿病患者。

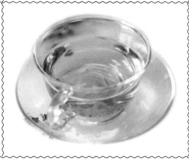

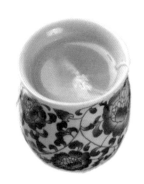

### 白参茶

【原料】白参 3~6 克。

【制作】将白参切片以沸水冲泡。

【用法】代茶不拘时饮用。

【功效】生津止渴。适用于糖尿病口渴多饮患者。

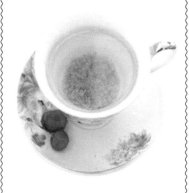

### 麦冬生地消渴茶

【原料】麦冬 10 克，黄连 2 克，生地黄 10 克。

【制作】将麦冬、生地黄分别洗净，切成片，和黄连同入大茶杯中，以刚沸的开水冲泡，加盖闷 20 分钟之后饮用。

【用法】当茶，频频饮服，通常可连续冲泡 3~5 次，当日吃完。

【功效】消渴降糖，清热除烦。适用于胃燥津伤及燥热伤肺型糖尿病患者。

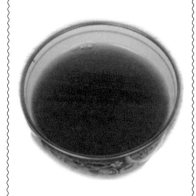

### 石膏乌梅茶

【原料】乌梅 20 枚，生石膏 150 克，白蜜 3 克。

【制作】将生石膏捣碎，用纱布包裹，和乌梅同煮，过滤取汁，去渣，调入白蜜。

【用法】代茶饮用。

【功效】生津止渴，清热泻火。适用于糖尿病上消、中消，多饮、口渴、汗多，肺胃燥热患者。

### 百解茶

【原料】百解 60 克。

【制作】将百解碾制成粗末，加水适量煎服。

【用法】代茶饮用。

【功效】止渴解毒，清热生津。适用于糖尿病消渴多饮患者。

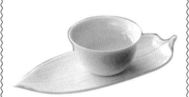

### 糯稻秆茶

【原料】糯稻秆 10 克。

【制作】将糯稻秆切碎，炒焦，用纱布包好，并放入茶杯中，沸水冲泡。

【用法】代茶饮用。

【功效】收敛止渴。适用于糖尿病口渴多饮及多尿患者。

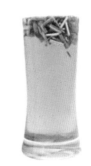

### 生地石膏茶

【原料】生地黄 30 克，生石膏 60 克。

【制作】将生石膏打碎，与生地黄同入锅中，水煎。

【用法】代茶频饮，每日 1 剂。

【功效】清热滋阴，生津解渴。适用于糖尿病、口渴多饮、多食善饥等患者。

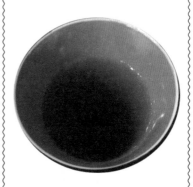

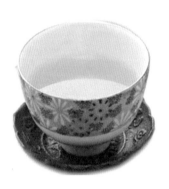

### 扁豆木耳饮

【原料】扁豆 50 克，黑木耳 30 克。

【制作】将扁豆、黑木耳分别洗净，晒干，一同研为细末，冲入开水。

【用法】每次取 9 克细末，开水冲服。

【功效】清热益气、燥湿利水。适用于气阴两虚型糖尿病患者。

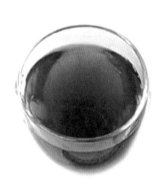

### 芪麦生地消渴茶

【原料】黄芪 15 克，生地黄 10 克，麦冬 15 克，玉竹 10 克。

【制作】将黄芪、麦冬、生地黄以及玉竹分别洗净，晒干或烘干后共研成细末，一分为二，放入棉纸袋中，挂线封口，备用。

【用法】冲茶饮，每次 1 袋，每日 2 次，放入杯中，用沸水冲泡，加盖闷 15 分钟后频频饮用。通常每袋可连续冲泡 3~5 次，当日吃完。

【功效】生津止渴，益气养阴，降血糖。适用于肾阴亏虚及阴阳两虚型糖尿病患者。

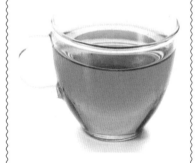

### 参杞茶

【原料】西洋参片 6 克，枸杞子 15 克。

【制作】均洗净，放入炖杯内，加清水 200 毫升，大火煮沸，改小火煎 40 分钟。

【用法】每日 1 料，分次饮服。

【功效】补肾益气，生津止渴。适用于各种类型的糖尿病患者。

## 扁豆花粉消渴茶

【原料】白扁豆 30 克，黄芪 20 克，天花粉 20 克。

【制作】将白扁豆、天花粉以及黄芪分别洗净，晒干或烘干。将白扁豆放入锅中，微火炒至焦黄，砸碎之后与天花粉、黄芪共研成细末，一分为二，装入棉纸袋中，挂线封口，备用。

【用法】冲茶饮，每次 1 袋，每日 2 次，放入杯中用沸水冲泡，加盖闷 15 分钟后频频饮用。通常每袋可连续冲泡 3~5 次，当日吃完。

【功效】益气养阴，健脾和胃，降血糖。适用于阴阳两虚型糖尿病，特别是对中老年脾气不足、胃阴亏虚所致糖尿病患者适用。

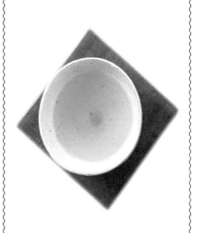

## 枇杷根茶

【原料】枇杷根 100 克。

【制作】将枇杷根洗净，切片，以水煎汤。

【用法】代茶，不拘时，频频饮用。

【功效】清肺热，降血糖。适用于各种类型的糖尿病患者。

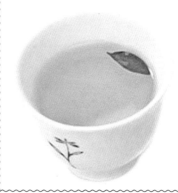

## 鲜李汁

【原料】新鲜李子 200 克。

【制作】将李子去核，取肉，再将李子肉剁碎，装入纱布袋中，绞挤取汁。

【用法】每次饮用 1 匙，每日 3 次。

【功效】平肝清热、生津利水。适用于各种类型的糖尿病患者。

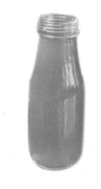

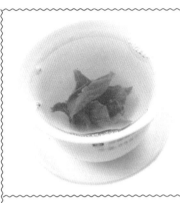

### 薄玉茶

【原料】绿茶不拘量。

【制作】将绿茶采取杀青→揉捻→揉切→烘干的颗粒茶工艺，制成薄茶。

【用法】每日 3 次，每次 3 克，沸水冲泡，候温饮服。

【功效】降血糖，利湿浊。适用于各种类型的糖尿病患者。

### 人参益胃消渴茶

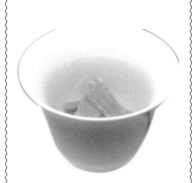

【原料】生晒参 1 克，麦冬 15 克，玉竹 15 克。

【制作】把生晒参洗净，晒干或烘干后研成极细末，备用。再将玉竹、麦冬分别洗净，晒干或烘干后共研成细末，和人参粉混合均匀，一分为二，装入棉纸袋中，挂线封口，备用。

【用法】冲茶饮，每次 1 袋，每日 2 次，放入杯中用沸水冲泡，加盖闷 15 分钟后频频饮用。通常每袋可连续冲泡 3~5 次，当日吃完。本消渴茶连服 10 天为 1 个疗程，间隔 7～10 天后根据病情需要可继续下一个疗程。

【功效】生津止渴，滋阴益胃，降血糖。适用于胃燥津伤、燥热伤肺、阴阳两虚型糖尿病，特别是对中老年长期劳损过甚、形体羸瘦患者适用。

### 田螺茶

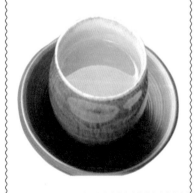

【原料】田螺 10 只。

【制作】将田螺用清水浸泡半天，洗净、除去泥沙，加清水适量煮汤。

【用法】代茶饮。

【功效】清热止渴。适用于各种类型的糖尿病患者。

### 罗汉果茶

【原料】罗汉果 15 克。

【用法】每年 9~10 月间果实成熟时采摘，先放在地板上待其充分成熟，10 天后果皮转黄时再用火烘烤，制成叩之有声的干燥果实（也可在中药店购买）。切成饮片，择量放入有盖杯中以沸水冲泡，加盖闷 15 分钟饮用。当茶频频饮用，通常可连续冲泡 3~5 次。

【功效】清肺止咳，降血糖，降血压。适用于各类糖尿病，特别对于中老年燥热伤肺、胃燥津伤型轻症糖尿病患者合并高血压患者适用。

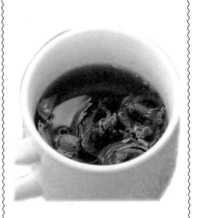

### 桑白糯米饮

【原料】桑白皮根 30 克，糯米 50 克。

【制作】将桑白皮根洗净，切为寸段。将糯米爆为米花。取锅，倒入清水，并将桑白皮、糯米花一同放入锅中，煮熟。

【用法】每日分早、晚 2 次服用。

【功效】补益中气，清热利水。适用于气虚型糖尿病患者。

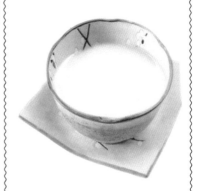

### 山药花粉茶

【原料】山药（切薄片）200 克，生花粉 200 克（洗净，切薄片）。

【制作】沸水冲泡，加盖闷 15 分钟。

【用法】每日 1 剂，冲泡 3~5 次，作茶饮。

【功效】清热健脾，生津止渴。适用于消渴患者。

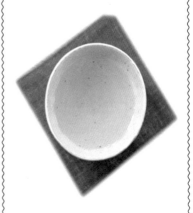

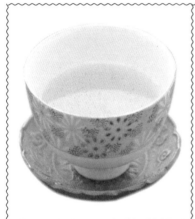

### 蚕茧茶

【原料】蚕茧 50 克。

【制作】将蚕茧剪开去蛹，每服 50 克，加水煎汁。

【用法】代茶饮，每日 1 剂。

【功效】止消渴。适用于各型糖尿病口渴多饮、尿频量多、尿糖持续不降患者。

### 山药葛根消渴茶

【原料】山药 15 克，天花粉 10 克，葛根 15 克，麦冬 10 克。

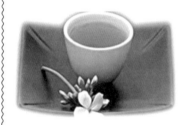

【制作】将山药、葛根、天花粉以及麦冬分别洗净，晒干或烘干后共研成粗末，一分为二，装入棉纸袋中，挂线封口，备用。

【用法】冲茶饮，每次 1 袋，每日 2 次，放入茶杯中，用沸水冲泡，加盖闷 15 分钟后频频饮服。通常每袋可连续冲泡 3~5 次，当日吃完。

【功效】生津止渴，养阴除烦，降血糖。适用于燥热伤肺、胃燥津伤以及肾阴亏虚型糖尿病患者。

### 亚腰葫芦茶

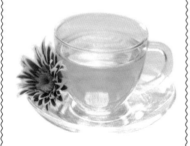

【原料】亚腰葫芦（干品、去籽）50 克。

【制作】把亚腰葫芦加水煮沸 30 分钟。

【用法】每日 1 剂，分 3 次代茶饮用。

【功效】降低血糖。适用于各型糖尿病患者。

### 二冬润肺消渴茶

【原料】天冬 10 克，麦冬 10 克。

【制作】将麦冬、天冬分别洗净，切成片，阴干或晒干，分成 2 份，混合后包好，备用。

【用法】冲茶饮，上、下午各取 1 包，将其置于茶杯中，倒入刚沸的水，盖严杯盖，闷 20 分钟饮用，徐徐服用。在饮茶时可将口鼻对着杯口深呼吸，以增强其作用，通常可冲泡 3~5 次。

【功效】养阴润肺，降血糖。适用于燥热伤肺及阴虚肺燥型糖尿病患者。

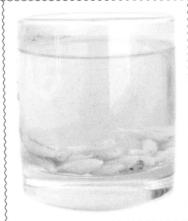

### 山茱肉茶

【原料】生黄芪 15 克，五味子 10 克，山茱肉 12 克。

【制作】将以上三味中药加适量水煎汤。

【用法】代茶饮用。

【功效】滋阴收敛。适用于糖尿病有自主神经病变及多汗症等患者。

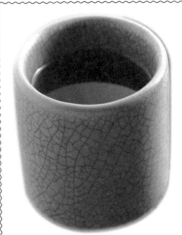

### 山楂荷叶茶

【原料】生荷叶 20 克，生山楂 15 克。

【制作】将以上两味中药制成粗末，加水适量，水煎煮沸。

【用法】代茶饮用。

【功效】降血脂，降血压，消暑止渴。适用于糖尿病合并高血压及高脂血症患者。

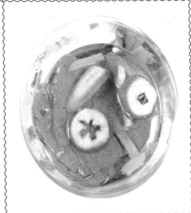

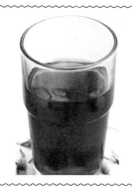

### 二子茶

【原料】枸杞子 10 克，五味子 3 克。

【制作】将上述二味中药放入茶杯中，以沸水冲泡，盖上杯盖闷片刻。

【用法】代茶饮用。

【功效】益气补阴，生津止渴。适用于糖尿病消渴多饮、多尿等患者。

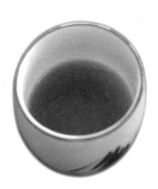

### 上消茶

【原料】沙参 15 克，玄参 12 克，天冬 15 克，麦冬 15 克，生地黄 30 克，天花粉 30 克，生石膏 30 克，葛根 15 克，黄芩 10 克，知母 12 克，石斛 10 克，五味子 10 克，普洱茶 30 克。

【制作】将前 12 味药洗净，装入纱布袋内，与茶叶同放茶壶内，加水 1000 毫升，用大火煮沸，改小火煎煮 15 分钟，滤出汁液，再加水 600 毫升，煎煮 10 分钟，滤出汁液，合并两次汁液，过滤。

【用法】每日 1 料，分 3 次饮完。

【功效】滋阴润肺，清热生津。适用于肺热伤津型糖尿病上消证患者。

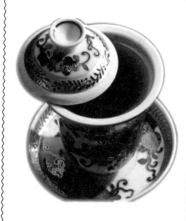

### 养胃茶

【原料】北沙参 15 克，麦冬 15 克，生地 15 克，玉竹 10 克，绿茶 3 克。

【制作】将以上诸药共为粗末，加水适量，煮沸之后，取汁。

【用法】代茶饮用。每日 1 剂，分 2~3 次饮用。

【功效】养胃生津。适用于糖尿病、热病伤阴烦渴等患者。

### 皋芦叶茶

【原料】皋芦叶 100 克。

【制作】把鲜皋芦叶洗净、切碎，水煎沸。

【用法】每日代茶饮用。

【功效】除烦消痰，清热解渴。适用于消渴症患者。

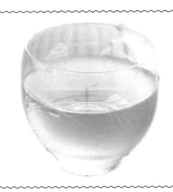

### 石斛生地黄茶

【原料】石斛 9 克，生地黄 9 克，熟地黄 9 克，天冬 9 克，麦冬 9 克，沙参 9 克，女贞子 9 克，茵陈 9 克，生枇杷叶 9 克，炒黄芩 4 克，炒枳实 4 克，西瓜汁 100 毫升。

【制作】将以上药物用纱布袋装好，扎紧口，放入锅内，加水 800 毫升，煎煮 2 次，每次 20 分钟，合并煎液，过滤。将西瓜挖去瓤，用纱布绞出汁液，把药汁与西瓜汁混匀。

【用法】每次 2 次，每次饮 100 毫升。

【功效】清胃养阴，止渴通便。适用糖尿病中消证之能食善饥、身体消瘦、口干欲饮、头晕无力、腰痛、尿频、便秘等患者。

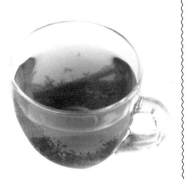

### 山楂根茶

【原料】山楂根 10 克，茶树根 10 克，荠菜花 10 克，玉米须 10 克。

【制作】把山楂根、茶树根制成粗末，荠菜花、玉米须切碎，水煎。

【用法】代茶饮用。

【功效】降脂化浊，利尿降糖。适用于糖尿病伴有高脂血症或者肥胖症的患者。

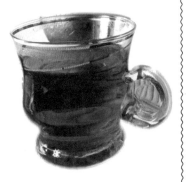

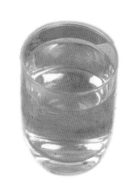

### 葛根麦冬饮

【原料】葛根 15 克，麦冬 15 克，牛奶 10 克。

【制作】前 2 味药加水煎取汁，兑入牛奶，煮沸。

【用法】每日 1 剂，早餐饮完。

【功效】滋阴补肾，生津止渴。适用于糖尿病下消证患者。

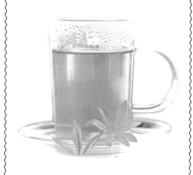

### 天花瓜皮饮

【原料】天花粉 12 克，冬瓜皮 50 克，西瓜皮 50 克。

【制作】将冬瓜皮、西瓜皮分别洗净，切为条状，随后与天花粉一同放入锅中，加入适量清水，煮 15~20 分钟。

【用法】每次服用 150 毫升，每日 2 次。

【功效】清热利水。适用于各型糖尿病患者。

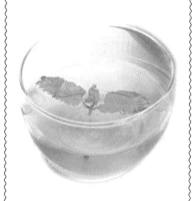

### 丝瓜茶

【原料】丝瓜 250 克，茶叶 10 克，食盐 1 克。

【制作】先把丝瓜洗净，切成 2 厘米厚的片，加入食盐和适量水煮沸，再放入茶叶煮沸 1~2 分钟饮用。

【用法】代茶饮用，每日 3 次。

【功效】滋阴解渴，生津补虚。适用于 1 型糖尿病患者。

### 葛根玉泉茶

【原料】葛根 36 克，麦冬 15 克，天花粉 15 克，乌梅 10 克。

【制作】将乌梅砸碎，与洗净切碎的葛根、天花粉以及麦冬同入砂锅，加足量清水，中火煎煮 20 分钟，过滤去渣，取汁约 2000 毫升。

【用法】每日 2 次，每次 1000 毫升，当茶，频频饮用，当日吃完。

【功效】降血糖，生津止渴。适用于燥热伤肺、胃燥津伤型糖尿病，特别是对中老年糖尿病患者适用。

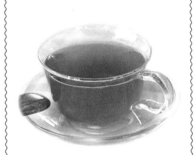

### 乌梅黄连饮

【原料】鲇鱼涎 30 毫升，黄连末 30 克，乌梅 15 克。

【制作】取鲇鱼口中或身上的滑涎，与黄连末搅拌均匀，捏为绿豆大小的丸状，晒干。将乌梅放入锅中，加入适量清水，煎 15~20 分钟后，留取汁液。

【用法】每次服用 3~6 粒黄连丸，以乌梅汤送服。每日服用 3 次。

【功效】清热利水，生津止渴。适用于各种类型的糖尿病患者。

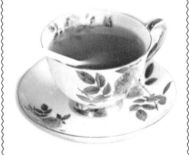

### 三根茶

【原料】老茶根 30 克，榆树根 30 克，茜草根 15 克。

【制作】上药水煎服。

【用法】每日 1 剂，以 4 周为 1 个疗程，代茶饮用。

【功效】清热降压，活血凉血。适用于糖尿病合并冠心病、高血压患者。

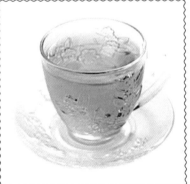

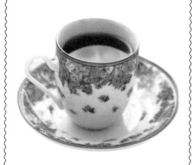

### 葛麦五味消渴茶

【原料】葛根 20 克，五味子 10 克，麦冬 10 克，天花粉 10 克。

【制作】将葛根、麦冬、五味子以及天花粉分别洗净，晒干或烘干后共研成粗末，一分为二，放于棉纸袋中，挂线封口，备用。

【用法】冲茶饮，每次 1 袋，每日 2 次，放入杯中用沸水冲泡，加盖闷 15 分钟后频频饮用。通常每袋可连续冲泡 3~5 次，当日吃完。

【功效】降血糖，生津止渴。适用于燥热伤肺型糖尿病患者。

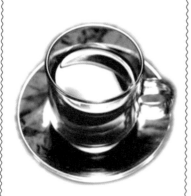

### 乌梅茶

【原料】乌梅 50 克。

【制作】把乌梅 50 克加水煎汤，或者用沸水冲泡 10 分钟代茶饮用。

【用法】每日 1 剂，不拘时温服。

【功效】安胃敛肺，生津止渴。适用于各种类型的糖尿病患者。

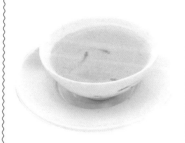

### 羌活扁豆瓜花茶

【原料】羌活 10 克，白扁豆 15 克，南瓜花 20 克（切碎）。

【制作】沸水冲泡，加盖闷 15 分钟。

【用法】每日 1 剂，冲泡 3~5 次，作茶饮。

【功效】健脾生津止渴。适用于糖尿病上中消患者。

### 骨皮麦枣消渴茶

【原料】地骨皮 15 克，红枣 6 枚，麦冬 15 克。

【制作】将地骨皮、麦冬以及红枣分别洗净，红枣去核，一起晒干或者烘干后共研为粗末，一分为二，放于棉纸袋中，挂线封口，备用。

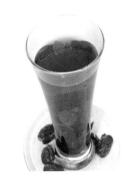

【用法】冲茶饮，每次 1 袋，每日 2 次，放入杯中用沸水冲泡，加盖闷 15 分钟后频频饮用。通常每袋可连续冲泡 3~5 次，当日吃完。本消渴茶宜凉饮，饮用时注意。

【功效】生津止渴，清热养阴，降血糖。适用于胃燥津伤及燥热伤肺型糖尿病患者。

### 甜菊决明茶

【原料】甜菊 7 克，决明子 30 克，枸杞子 5 克。

【制作】将上药放入茶杯中，开水冲沸。

【用法】不拘时服用。

【功效】养阴清热。适用于糖尿病兼口渴便秘患者。

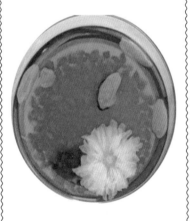

### 芹菜饮

【原料】鲜芹菜 500 克（洗净，捣烂）。

【制作】榨取菜汁。

【用法】每日 1 剂，分 2 次服。

【功效】清热平补，利水降压，降脂降糖。适用于肥胖型糖尿病合并高血压患者。

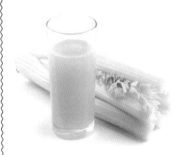

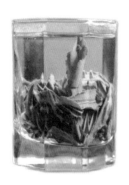

## 瓜皮茶

【原料】冬瓜皮 10 克，西瓜皮 10 克，天花粉 8 克。

【制作】将冬瓜皮、西瓜皮以及天花粉分别洗净，切成小片，放入砂锅中，加水适量。煎煮 10 分钟左右。

【用法】取汁代茶饮用。

【功效】生津止渴，清热利尿。适用于糖尿病患者口渴、小便不利以及暑热烦渴等症患者。

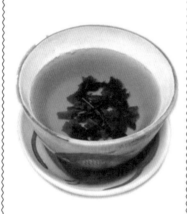

## 生津茶

【原料】石斛 6 克，甘菊 6 克，竹茹 6 克，麦冬 9 克，桑叶 9 克，青果 5 个，鲜藕片 10 片，黄梨 2 个，荸荠 5 个，鲜芦根 2 根。

【制作】将上方加水煎至 30 分钟。

【用法】代茶频饮。

【功效】生津止渴，润燥养阴。适用于糖尿病阴虚热燥型患者。

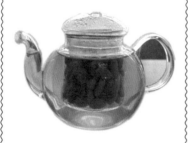

## 杞子五味茶

【原料】枸杞子 15 克，五味子 15 克。

【制作】沸水冲泡，加盖焖 10 分钟。

【用法】作茶频饮，每日 1 剂，冲泡 3~5 次。

【功效】养阴生津。适用于口渴津少型糖尿病患者。

### 瓜皮白霜饮

【原料】冬瓜1个。

【制作】用小刀轻轻刮去冬瓜皮上的白霜，每次刮下如弹丸大的白霜。

【用法】以开水冲服。每日服用2次，连续服用2~3天。

【功效】清热利尿。适用于各种类型的糖尿病患者。

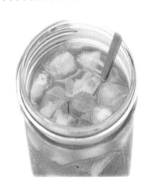

### 鲜奶玉露

【原料】牛奶1000毫升，炸胡桃仁40克，生胡桃仁20克，粳米50克。

【制作】将粳米淘净，用水浸泡1小时，捞起沥干水分，将四物放在一起搅拌均匀，用小石磨磨细，再用细筛滤出细茸待用。锅内加水煮沸，将牛奶胡桃茸慢慢倒入锅内，边倒边搅拌，稍沸。

【用法】早晚服食，连服3~4周。

【功效】补脾益肾，温阳滋阴。适用于糖尿病阴阳两虚型，临床表现为小便频数，混浊如膏，甚或小便无度，尿量多于所饮，面色黧黑，耳轮焦干，腰膝酸软，形寒畏冷，舌淡少苔，脉沉细无力患者。

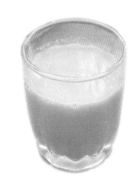

### 杞枣豆汁饮

【原料】枸杞子15克，大枣15克，鲜豆浆500毫升。

【制作】将枸杞子、大枣洗净，入锅加水300毫升，用小火煎煮15分钟，再倒进豆浆煮沸取汁。

【用法】作为汤饮，一餐食用。

【功效】健脾，养阴。适用于糖尿病低血糖出现的头晕、心悸、出虚汗等症患者。

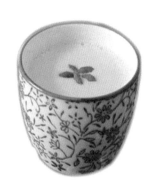

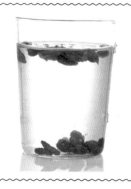

## 枸麦茶

【原料】枸杞子 15 克，麦冬 15 克。

【制作】将以上两味中药用适量水煎或用沸水冲泡。

【用法】代茶饮用。

【功效】养阴补肾，通络明目。适用于糖尿病肝肾阴虚型患者。

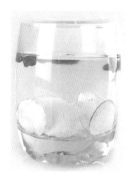

## 洋参生麦止渴茶

【原料】西洋参 2 克，生地黄 20 克，麦冬 15 克。

【制作】将西洋参洗净，晒干或者烘干后研成极细末，备用。将生黄、麦冬洗净，晒干或烘干后共研成细末，再同西洋参细末充分合均匀，一分为二，装入棉纸袋中，挂线封口，备用。

【用法】冲茶饮，每次 1 袋，每日 2 次，放入杯中用沸水冲泡，加盖 15 分钟后频频饮用。通常每袋可连续冲泡 3~5 次，当日吃完。

【功效】生津止渴，益气养阴，降血糖。适用于阴阳两虚型糖尿病，特别是对中老年气阴不足，津液耗损所致尿病患者适用。

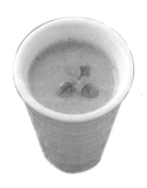

## 南瓜粉降糖冲剂

【原料】鲜嫩青南瓜 2000 克。

【制作】把鲜嫩青南瓜去蒂，洗净外表皮，连皮将南瓜切成片，烘干或晒干，碾成细粉，装入密封容器者按量分装入袋，储存备用。

【用法】代茶，每日 2 次，每次 25 克，放入茶杯之后用沸水冲泡，加盖闷 15 分钟，搅匀之后饮用。

【功效】健脾止渴，清肺润燥，降血糖。适用于各种类型的糖尿病，特别是对中老年 2 型糖尿病轻症患者适用。

## 红薯叶冬瓜饮

【原料】新鲜红薯叶 100 克，冬瓜 50 克。

【制作】将冬瓜去皮，洗净备用。将新鲜红薯叶洗净，与冬瓜同入锅中，加入适量清水，煮 20~30 分钟出锅。

【用法】饮汤吃冬瓜。每日饮用 1 次。

【功效】清热利水。适用于各种类型的糖尿病患者。

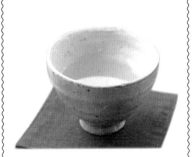

## 洋参花粉消渴茶

【原料】西洋参 2 克，天花粉 10 克、黄芪 20 克，五味子 10 克。

【制作】将西洋参洗净，晒干或者烘干后研成极细末，备用。将黄芪、天花粉、五味子洗净后晒干或烘干，共研成细末，和西洋参细末充分混合均匀，一分为二，放于棉纸袋中，挂线封口，备用。

【用法】冲茶饮，每次 1 袋，每日 2 次，放入杯中用沸水冲泡，加盖闷 15 分钟后频频饮用。通常每袋可连续冲泡 3~5 次，当日吃完。

【功效】止渴降糖，益气生津。适用于阴阳两虚型糖尿病，特别是对中老年气阴亏损，津液不足所致糖尿病患者适用。

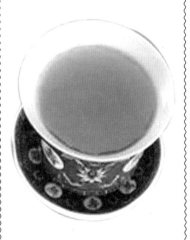

## 番石榴汁

【原料】番石榴 1000 克（洗净）。

【制作】压榨取汁。

【用法】饮用。每次 1 杯，每天 3 次。

【功效】降血糖。适用于各种类型的糖尿病患者。

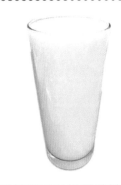

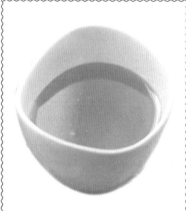

### 花粉茶

【原料】天花粉 150 克。

【制作】将天花粉制成粗末。

【用法】每日 15~20 克，沸水冲泡，代茶频饮。

【功效】生津，清热，止渴。适用于各种类型的糖尿病患者。

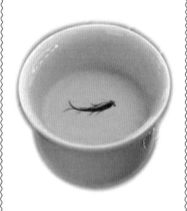

### 止消渴速溶饮

【原料】鲜冬瓜皮 1000 克，西瓜皮 1000 克，瓜蒌根 250 克，白糖 500 克。

【制作】将鲜冬瓜皮、西瓜皮削去外层硬皮，切成薄片，瓜蒌根捣碎，先以冷水泡透，再同放入锅中，加水适量，煎煮 1 小时，去渣，再以小火继续加热煎煮浓缩，至较黏稠将要干锅时停火，待温，加入干燥的白糖，把煎液吸净，拌匀，晒干，压碎，装瓶备用。

【用法】每次 10 克，以沸水冲化，频频代茶饮用，每日数次。

【功效】清热，生津，止渴。适用糖尿病患者。

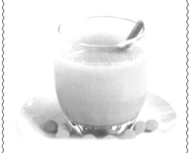

### 冬瓜汁

【原料】鲜冬瓜 1000 克（洗净）。

【制作】加水适量煮熟，绞取汁。

【用法】作茶饮。

【功效】清热利水。适用于各种类型的糖尿病患者。

### 槐花枸杞茶

【原料】枸杞子 10 克，槐花 3 克，茉莉花茶 3 克。

【制作】将以上三味放入保温杯内，以沸水冲泡。

【用法】代茶频饮。

【功效】降压明目，滋补肝肾。适用于糖尿病早期视网膜病变及肝肾阴虚患者。

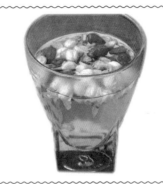

### 知母花粉五味茶

【原料】知母 10 克，天花粉 10 克，五味子 5 克，黄芪 20 克。

【制作】将知母、天花粉、五味子以及黄芪分别洗净，晒干或者烘干后共研成粗末，装入棉纸袋中（每袋 22.5 克），挂线封口，备用。

【用法】冲茶饮，每次 1 袋，每日 2 次，放入茶杯中，用沸水冲泡，加盖闷 15 分钟后饮服，频频饮用。通常可连续冲泡 3~5 次，当日吃完。

【功效】养阴除烦，生津止渴，降血糖。适用于燥热伤肺、胃燥津伤、肾阴亏虚型糖尿病患者。

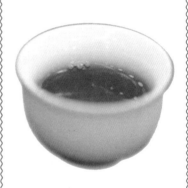

### 中消茶

【原料】生地黄 10 克，天冬 10 克，麦冬 10 克，沙参 10 克，石斛 10 克，茵陈 10 克，女贞子 10 克，炒黄芩 5 克，炒枳实 5 克，生枇杷叶 10 克（布包），西瓜汁 100 毫升。

【制作】将前 10 味药用纱布袋装好，放入锅内，加水 1000 毫升，煎煮 2 次，每次 20 分钟，合并煎汁，滤出汁液，混入西瓜汁。

【用法】每次饮 100 毫升，每日 2 次。

【功效】清胃养阴，止渴润肠。适用于糖尿病中消证患者。

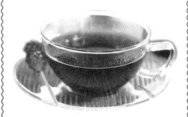

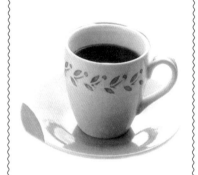

### 黄精玉竹茶

【原料】黄精 20 克，玉竹 20 克。

【制作】将黄精及玉竹洗净，晒干，切片，放入砂锅，加水煎成稠汁约 300 毫升。

【用法】代茶，频频饮服，当天服完。

【功效】益气养阴，生津降糖。适用于气阴两虚型糖尿病患者。

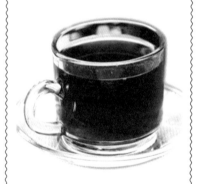

### 玉竹乌梅茶

【原料】玉竹 9 克，石斛 9 克，麦冬 9 克，北沙参 9 克，大乌梅 5 枚。

【制作】将以上五味中药加水适量，煎煮大约 30 分钟。

【用法】每日 1 剂，分 3 次代茶饮用。

【功效】生津止渴，养阴润燥。适用于糖尿病上消、中消之烦渴以及多饮患者。

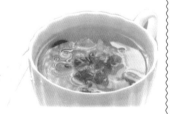

### 玉米须桃胶饮

【原料】玉米须 50 克，桃树胶 20 克。

【制作】将玉米须、桃树胶分别处理干净，同入锅中，加入适量清水，以小火煎煮 20~30 分钟，出锅。

【用法】代茶饮。每日不拘时饮用。

【功效】平肝清热，燥湿利水。适用于各种类型的糖尿病患者。

### 降糖茶

【原料】老茶树叶 10 克（70 年以上老茶树的树叶为佳）。

【制作】将老茶树叶 10 克研成粗末，以沸水冲泡闷 10 分钟饮用。

【用法】每日 1 剂（可冲泡 2~3 次），不拘时饮用，并且可将茶叶嚼烂食之，连服 15~30 天。

【功效】利湿浊，降血糖，生津止渴。适用于各种类型的糖尿病患者。

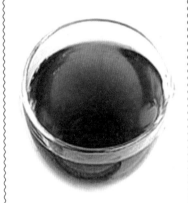

### 绞股蓝枸杞子茶

【原料】枸杞子 15 克，绞股蓝 15 克。

【制作】将绞股蓝与枸杞子分别拣杂后洗净，晒干，放入大号茶杯中，以刚煮沸的水冲泡，加盖闷 15 分钟之后饮用。

【用法】当茶，频频饮用，通常可连续冲泡 3~5 次。

【功效】滋补肝肾，降血压，降血糖。适用于肾阴亏虚、阴虚阳浮型糖尿病，特别是对中老年 2 型糖尿病患者兼有高脂血症及高血压者适用。

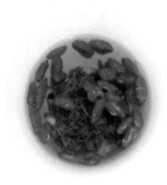

### 玉竹银耳饮

【原料】玉竹 50 克，银耳 30 克。

【制作】将银耳用清水泡发，洗净，随即与玉竹同入锅中，加入适量清水煎煮至银耳烂熟后，出锅。

【用法】喝汤吃银耳。每日饮用 2 次。

【功效】滋阴清热。适用于阴虚火旺型糖尿病患者。

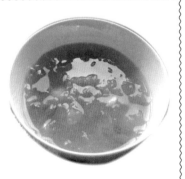

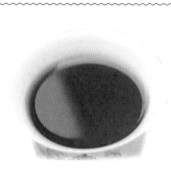

## 降脂茶

【原料】青柿叶 10 克，青荷叶 10 克，麦芽 10 克，山楂 10 克，乌梅 10 克。

【制作】将以上五味中药加水适量，煎煮约 30 分钟。

【用法】每日 1 剂，代茶频饮。

【功效】降血脂，降血糖，生津止渴。适用于糖尿病合并高脂血症或肥胖症患者。

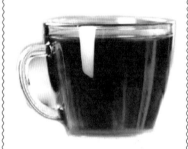

## 中消消渴茶

【原料】葛根 50 克，干姜 50 克，桑白皮 50 克，牛蒡根 150 克，生地黄 30 克，地骨皮 30 克，银花藤 30 克，薏苡仁 30 克，菝葜 24 克。

【制作】共研粗末。另取楮皮白皮切细，煮取浓汁，和入药末，捻成饼子，1 个 5 克，中心穿孔，晒干，挂于通风处。

【用法】1 次 1 个，放炭火上炙，令香熟，勿令焦，捣成碎末，煎以代茶，也可放少量食盐。

【功效】清胃泻火，养阴保津。适用于糖尿病中消证患者。

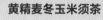
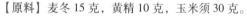

## 黄精麦冬玉米须茶

【原料】麦冬 15 克，黄精 10 克，玉米须 30 克。

【制作】将玉米须洗净切碎后装入纱布袋中，扎口，备用。黄精及麦冬分别洗净后切成片，与玉米须袋同入砂锅，加足量清水，中火煎煮 20 分钟之后，取出药袋。

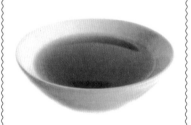

【用法】代茶，频频饮用，当日吃完。在饮用时，黄精、麦冬也可同时嚼食咽下。

【功效】解毒泄热，养阴生津，降糖降压。适用于各种类型的糖尿病，对于中老年糖尿病患者伴发高血压者非常适宜；也适用于对糖尿病兼有暑热或邪热伤及肺胃，津液耗伤等证患者。

### 姜食盐茶

【原料】鲜生姜 2 克，食盐 4.5 克，绿茶 6 克。

【制作】以上 3 味加水煎汤 500 克。

【用法】代茶饮。

【功效】清热润燥。适用于各型糖尿病伴口渴多饮、烦躁尿多患者。

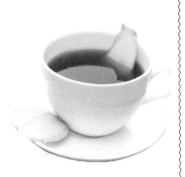

### 桑白皮茶

【原料】桑白皮 30 克。

【制作】把桑白皮洗净切丝，晒干备用。

【用法】每日 1 剂，水煎煮沸，代茶饮用。

【功效】降血压，降血糖，利尿消肿。适用于糖尿病伴有高血压或者肥胖症患者。

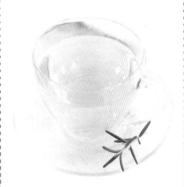

### 沙参乌梅茶

【原料】北沙参 10 克，麦冬 10 克，石斛 10 克，玉竹 10 克，乌梅 5 枚。

【制作】研为粗末，加冰糖少许。

【用法】每日 1 剂，沸水冲泡，加盖闷 15 分钟，作茶饮。

【功效】养阴润燥，生津止渴。适用于糖尿病上消证患者。

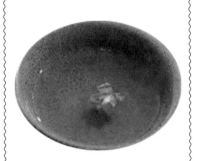

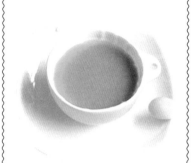

### 苦菊芹菜饮

【原料】鲜苦瓜 60 克（洗净），菊花 10 克，鲜芹菜 250 克（洗净，切段）。

【制作】将以上 3 味加水煎煮 20 分钟去渣。

【用法】作茶饮。

【功效】清热降压，降糖消脂。适用于糖尿病及并发高血压、高脂血症的患者。

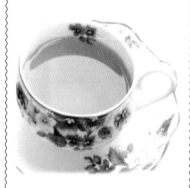

### 山楂葛根槐花茶

【原料】槐花 10 克，山楂 30 克，葛根 30 克，绿茶 3 克。

【制作】将以上 4 味中药加水适量，水煎沸 20 分钟后，放温。

【用法】代茶饮用。

【功效】凉血降压，清热生津，降脂降糖。适用于糖尿病合并高血压、高脂血症以及肥胖症患者。

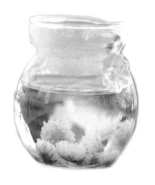

### 菊花茶

【原料】决明子 10 克，槐花 6 克，菊花 6 克，龙井茶 3 克。

【制作】将以上 4 味放入茶杯中，用沸水冲泡开。

【用法】代茶频饮。

【功效】降压降糖，清热明目。适用于糖尿病伴有高血压并发眼底出血患者。

### 鲜橘子汁

【原料】鲜橘子 2 个（约 150 克）。

【制作】橘子去皮、去籽、切块橘子块放入榨汁机中榨成汁。

【用法】代茶饮用。

【功效】止咳平喘，保肝利胆。适用于糖尿病患者。

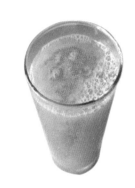

### 柿叶茶

【原料】柿叶 10 克。

【制作】将柿叶洗净切碎并晒干，用沸水冲泡。

【用法】代茶频饮。

【功效】清热凉血，降脂降压。适用于糖尿病口渴多饮患者。

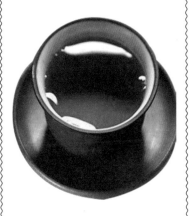

### 山药茶

【原料】山药 250 克。

【制作】将山药水煎之后，过滤取汁。

【用法】代茶饮用。

【功效】补气养阴，生津止渴。适用于各种类型的糖尿病患者。

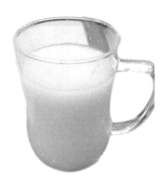

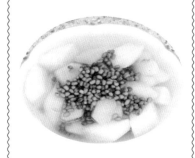

### 萝卜绿豆饮

【原料】绿豆 200 克（洗净），梨 1 个（洗净切碎），青萝卜 250 克（洗净切碎）。

【制作】将绿豆加水煮至将熟时，放入梨与青萝卜（血糖控制不佳时不加梨）同煮熟。

【用法】每日 1 剂，分 2 次趁热喝汤吃绿豆、梨及青萝卜。

【功效】清热行气。适用于糖尿病上消证患者。

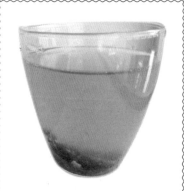

### 熟地苁蓉双参茶

【原料】熟地黄 25 克，肉苁蓉 15 克，党参 25 克，西洋参 6 克。

【制作】加水煎 15 分钟。

【用法】沸水冲泡，作茶饮，每日 1 剂。

【功效】补益肝肾，益气生津。适用于各种类型的糖尿病患者。

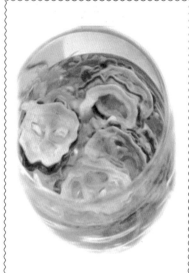

### 苦瓜茶

【原料】新鲜苦瓜 1 个，茶叶 50 克。

【制作】将鲜苦瓜在上 1/3 处截断，去瓤，纳入茶叶后用竹签插合，并以细线扎紧，挂通风处阴干。待苦瓜干后，在其外部用洁净纱布以温开水擦净，连同茶叶切碎，混合均匀。每次取 10 克放入有盖杯中，用沸水冲泡，加盖闷 30 分钟后饮用。

【用法】代茶，频频饮服，可连续换冲开水 3～5 次。

【功效】清热利尿，明目减肥，降血糖。适用于各种类型的糖尿病，特别是对糖尿病并发肥胖症、视网膜病变、皮肤病症者适用。

### 麦冬茶

【原料】麦冬 15~30 克。

【制作】以上 1 味，沸水冲泡。

【用法】代茶频饮。

【功效】养阴润肺，清心除烦，益胃生津。适用于各种类型的糖尿病患者。

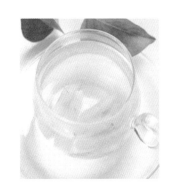

### 养脾饮

【原料】生地黄 20 克，枸杞子 15 克，五味子 10 克，山药 15 克，黄芪 15 克，天花粉 15 克。

【制作】加水煎取汁。

【用法】每日 1 剂，作茶饮。

【功效】滋阴补肾，生津止渴。适用于各种类型的糖尿病患者。

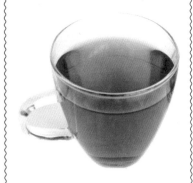

### 麦冬黄连茶

【原料】麦冬 15 克，黄连 2 克。

【制作】将麦冬、黄连洗净之后，放入有盖杯中，用沸水冲泡，加盖，闷 15 分钟之后饮用。

【用法】代茶，频频饮用，通常可冲泡 3~5 次。

【功效】清热润燥，滋阴生津，降血糖。适用于各类糖尿病，特别是对燥热伤肺、胃燥津伤型糖尿病患者适用。

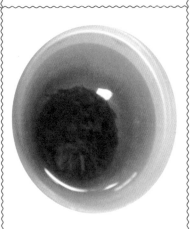